女瑜伽行者的怀孕日记

的

怀孕日记

李 奕（则贤）编著

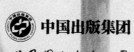

中国出版集团

世界图书出版公司

西安　北京　广州　上海

【人生的路只有一条，就是活出爱；人生的方向也只有一种，就是走向爱。】人生的姿态无论是绽放还是凋谢，都请柔软芬芳一些，给这世间留下更多的记忆和温暖。从今天起，为了你——我腹中的宝宝，我会记下我们母子之间的联结与成长；为了你——我亲爱的宝贝，我会释除所有的负能量，活出热情、爱与尊严；　为了你——我心爱的小孩，我会谅解、包容和关爱你的父亲，我会更加勇敢、阳光，学习并进入生命中深层次的能量课程……一切的一切，只因为有你。相信你会一天天从胚芽长到胚胎；再长出完美的器官、四肢，身心健康发育，直到降生出世！妈妈的祝福会一直伴随着你！

——谨以此书赠给我的宝贝阿童木

2014.3.1

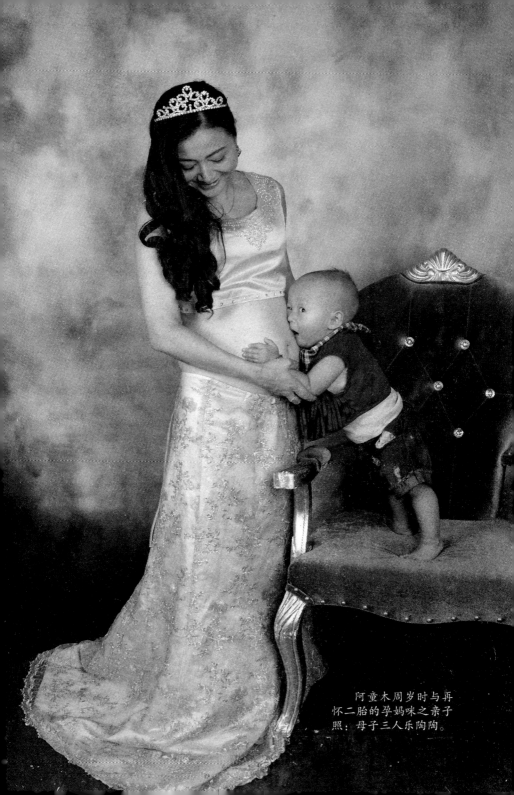

阿童木周岁时与再怀二胎的孕妈咪之亲子照：母子三人乐陶陶。

导航引言

真正的强大，不是拒绝而是接纳……

真正的强大，不是与神对话，而是与身边最亲密的人连接……

真正的强大，不是那些套在你身上的光环，而是有勇气呈现真真实实的你……

真正的强大，不是我们把自己藏得多深，而是勇于去探索，面对阴暗面的内心……

真正的强大，不是我们从来没有眼泪，而是流着泪，还能微笑着坚定前行……

——萨提亚

写在前面的话

面对十月怀胎的各种身心不适与病痛煎熬，我从整个孕期近百篇微信日志里，整理挑选出七十多篇，真实勇敢地将它们展现在读者面前。这些日志忠实地记录了我在此阶段的身心蜕变历程以及亲子灵性成长方式、胎教旅程、生活感悟和思想见闻。

怀孕对于女人而言，就是进入一个修行学堂的开始。智慧母亲会从中觉醒，得到真谛，而更多的女人，则会由此得到重生。这也是我坚持写完这本怀孕日记的初衷，它既是一个女人生命的里程碑，也是关于爱的教育和祝福，亦是一场静心的修行。当然更是送给我宝宝的人生礼物，并且我想把这份爱的礼物送给每一个需要爱和智慧的"小孩"。

我在这本书里所定义的瑜伽并非单纯的运动，它更多的是活在当下的修心，在每一个平凡的时刻，带着觉性，控制你的心，无论生活还是工作，都是在清理自身业力，都是在练瑜伽。瑜伽其实就是一种生活方式，行住坐卧，放下控制，放下物欲名利的追求。自在臣服，也是在练瑜伽。更纯粹的，瑜伽是一种境界和精神。在关系中修行瑜伽，的确需要终其一生的实践、领悟与追求。去年普陀朝拜之行而有阿童木：感恩佛子天赐，女瑜伽行者的孕记因此而诞生。

李奕（则贤）

夫.序

　　我是一名儒生，名片上印的头衔是夫子门生，一直这样期许着。深受正统儒家，特别是韩愈及北宋五子的影响，对释教有一种发自内心的不理解，以前还写过一些文字。这两年来，几乎没写了，所办的六艺国学书院也多了一些佛经。在道场的一个角落，还安放了几尊佛像。我感觉到变化了，可是，从内心深处，我不愿承认这种变化，哪怕是现在，敲着键盘，依然！

　　伯夏来得忽然，是去年普陀朝拜归来之际。彼时因雾封航，不意，百折千回，居然到了嘉善圆觉寺感遇送子观音。随后，十月怀胎，妻则贤君好似变了一个人：即便在老家面对年老父亲的再次家暴，她依然沉静，而且冷静地易名，以"女瑜伽行者"自勉，天天写着日记，真诚记录着内心深处的点点滴滴。

　　四个多月的婴孩，已能隐约说三四音节话语，会唤"妈妈"，尤其是其眼神，透出四五岁的成熟；更有故事，在佛堂，外婆抱着，好像多次与地藏、观音、西方三圣诸菩萨交流，从无声到有声，用我们不懂的语言！这种早临的明慧，加上弥月酒时，因缘邂逅来自普陀的法师，加持护法并授带佛珠……种种，种种，侵蚀了我的坚强！

灵，印度人的感悟，中国传统神秘学说，都反复在启示着。俗语云：心诚则灵。

拙荆则贤君，因国学结缘于我，我们尽心办学，因诚而有伯夏。唯我自始至终信心使然，得以如愿。伯夏之来，甚为欣喜，据实道来，或不虚矣！

今则贤君日记怀孕，其身荡涤，其心放逸，多有心诚处，以"女瑜伽行者"名，当也。

是为序！

广州六艺国学书院仕隐君

2015.2.28

目 录

3月12日　9: 12　怀孕日记　第42天

经历了一个多月各种妊娠反应和近二十天的肚痛腹泻，以及一周多以来的心情抑郁，终于迎来第一个平静淡定的清晨。虽然天气依旧阴冷潮湿，我的心却慢慢在回暖。

一切总是要从容地面对，腹中孕育的新生命，终究是上苍赐予的珍贵礼物，来之不易，是我这三十多年的人生旅程里，迎来的第一个真正的春天。我深深地相信：一切可以妥当的，便会妥当，无须顾虑。准备迎接奇迹吧！

宝宝，妈妈和你在一起。

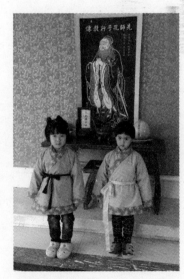

孔子圣像前，两位着冬装汉服的儒童

今天我敞开心扉，认识到一生中的任何经历总会有另外一种看法。"无论何时遇到一段不能带给我和平的经历，我便从不同的角度去看待。"彼尚此言，深慰我心。通过温暖而柔软的觉察，我在转化认识本身的同时，缔造了和平解决问题的机会。今天，亲爱的宝宝，妈妈敞开心灵，走向和平。

3月13日　10：45　怀孕日记　第43天

　　昨晚反胃得厉害，黎明又卷入沉沉梦境，醒来终于看到一缕久违的阳光。肠胃不适，连续四五日只能吃稀饭面条，肚子空得很，听见楼上教室里仕隐君带领孩子们读书的声音，亲切而又久远。

　　这周因为身心状态不济，基本不再去带课了：我的系列创意表演、瑜伽、能量颂读甚至英文经典课都逐步取消了，基本简化为蒙学经典、诗词文章和书法琴课。因为之前的读经老师请病假离开，现在全靠仕隐君一个人带班。生活老师年龄太大不能胜任，所以孩子们的饮食起居，他也要操心，包括每晚数次起夜照看孩子。

　　宝宝，这真是一段最艰难的时光：你爸爸仕隐君一边要在网上发信息招聘老师，一边要坚持昼夜无休地培育照顾学生和设计、裁剪客户订制的汉服。他真的是个很坚强的人，从不知道什么叫放弃，总是很开朗，有一颗童心。

孩子，当你现在还只是个胚芽的时候，妈妈就要让你知道你会出生在一个什么样的家庭，有一对什么样的父母。你爸爸是个有才学创办学堂的私塾先生，清贫单纯却勤劳善良，志在办学复兴传统儒学；你妈妈是个行者，亦是个虔诚的佛教徒，一生无论从事任何事业，都一直坚持在身心灵的修行道路上探索。我们都是各自精神世界里孤独的旅者，却都有各自的人生使命与理想。所以你的基因里不会有世俗名利的成分，却植有坚强勇敢、自信阳光的种子。

宝宝，也许你会很平凡，但你注定不会平庸。你会在四书五经圣贤教育的环境里，在母亲灵性成长的温暖怀抱里，在书院纯净而智慧的大爱里，安然成长。每一天，妈妈都会记录与你的连接及共同成长，并在这么多亲友的见证与关注下，用网络日记的形式，耐心等待，作为你降生出世后的第一份人生礼物。爱自心灵！

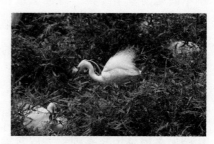

南宁某公园，一雌鸟孵卵，雄鸟
为其觅食并一口一口喂养

3月14日　10：07　怀孕日记　第44天

　　晨起平静，听到一首很真诚的歌曲，心情更加释然。看着仕隐君憔悴颓丧的样子，我倒是不再忧虑。一切愿望的实现总要付出相应的代价。人必须诚实地面对自己，包括自己不敢示人的一面。自己选择的路，如果不量力而行，必举步维艰，所以更要诚实地面对和看清自身，艰辛亦是必然，无从逃避，更无从依赖。当我们都能敞开并诚实面对时，灵性便有机会为我们带来和平与利益，这是我们每个人的功课。

　　宝宝，在这个世界上，每个人都可以选择一条属于自己的路，最重要的是无论心智、情感还是生活、事业都能够保持真实独立才会有内心的自由与幸福可言。活出你自己，成为你自己，诚实地认识和面对你自己，比什么都重要。这也是妈妈曾经创办女子学堂推崇幸福教育的初衷。这个社会人心浮躁，有太多面具、伪善和虚假光环，很多人迷茫着，看不清社会也不懂识人，更看不清自己，所以碌碌匆匆总是为欲望所累，为名利所累，为自身不清静的心所累。其实最难能可贵的是修炼己心，静思反省，活出真实朴素的自己。慈悲空这三个字妈妈每天念，念了好多年。它是佛教教义，慢慢地，你一定能懂，因为你的灵性会随着你的身心一起发育成长。妈妈希望你能成为一个纯净淡定、不染世俗的宝宝，一个真实的人。

妈妈近几日暂时放下了《秦史》，开始体悟《金刚经》并参阅《南怀瑾选集》。越读心越静，越读越能品出人生真味。南怀瑾先生是有大智慧的人，他对儒释道的理解与诠释，特别是对教育的感悟，让人看得透彻，心里敞亮。他老人家放得下自我，朴素随性，不拘泥不做作，是个活明白的人，字里行间都透着真实与亲切。很感谢他老人家对我们的精神布施与启示，养心怡神，也滋养了你的灵性成长——我的宝贝。等妈妈对《金刚经》有更深领悟后，咱们母子俩就吟唱读颂此经，相信这比什么营养品都有价值！爱你，宝贝，今天就写到这里。

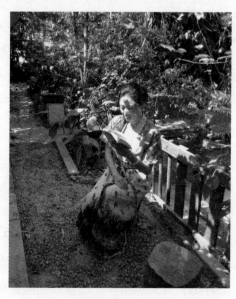

于后花园放生池旁静心读诵《论语》

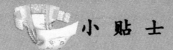

小 贴 士

儒家胎教

儒家文化非常重视胎教。典籍记载，周文王的母亲太任在怀孕时，"目不视恶色，耳不听淫声，口不出敖言，能以胎教"。而胎教也于当时作为国家制度被确定下来，形成了流传至今的儒家胎教认知体系。

3月15日　17：22　怀孕日记　第45天

　　昨晚又开始反胃腹泻，仅仅因为晚餐吃了些芹菜炒肉，看来真是一点油腥也不能沾。今天一天肠胃都不舒服，这连续一个月的腹泻不止，身体根本无法吸收营养。顿顿稀饭面条，让人情何以堪？晚上做梦全都是美味，梦里连自来水管流出来的都是牛奶！但白天却完全不能喝鲜奶，每天除了读《南怀瑾选集》和《金刚经》，精神食粮不匮乏外，身体营养大都无法输送，肠胃竟如此不依不饶不给我面子！又不能吃药，又不敢饿着，这肚子里的宝贝，看来是个不食人间烟火的"神仙宝贝"啊！把妈妈给折腾得无助更无语，只有埋头看书，继续喝稀饭。

　　在书院待久了，分外想去星巴克。下午散步至凤凰城的星巴克，只有这里的蓝调慢爵士对我才是最放松的疗愈。虽然孕期不能饮咖啡，却忍不住尝试了他家的小蛋糕与甜杏仁，一切都是那么熟悉而亲切，温暖的调调。身边是用心啃书的学生和谈心小饮的人们，还有笔记本一族。人影笑语，融在空气里的音乐，满满都是幸福感。

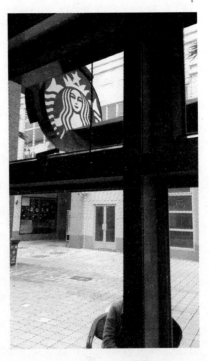

凤凰城星巴克的外墙一角

不知为何，宝宝，妈妈素来喜欢一个人背包旅行，然后在每一个途经的星巴克流连忘返，浸在若有若无的慢爵士里品咖啡，读书。一直都是这样，迷恋星巴克，深深沉醉，从不厌倦。那种满足感和归宿感，是不可取代的。而那些病痛情伤，一切的一切都可以在这里放

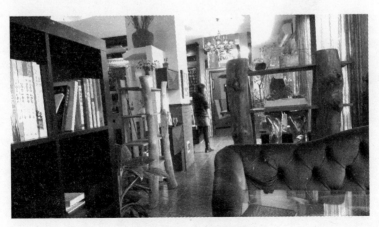

凤凰城星巴克对面的书吧

下甚至忘却。这种情结也许是妈妈这种渴望游离漂泊的旅者所独有的吧。

　　宝宝，妈妈其实一直很孤独，却习惯和享受这种自在的孤独，而不愿被侵略和打扰。只有在这星巴克的音乐和灯光里，妈妈才会忘却时间和忧郁，不再孤独。当然还有书院那些孩子们，看见他们，妈妈也会深感喜悦和满足。这些哥哥姐姐们都是那么灵性且智慧，将来你会和他们一样，在书院里读书、生活。而且，妈妈爱他们，只是现在因为你，妈妈需要更多的休息、独处和静养。此刻，你也感受到星巴克的温暖了吧，孩子！

　　此刻妈妈已经不再强烈感受到反胃和寒冷了。今天暂时放下南怀瑾的书，全然享受我们母子之间的音乐慢生活，和自己、和宝贝在一起，含笑记录的时光。

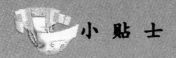 **小 贴 士**

孕妇食素

　　孕期妇女往往由于妊娠反应，导致食欲不佳，难进油荤，所以食素是非常不错的选择。以佛家观点看来，不食肉，不杀生，对孕妇和胎儿都是行善积德之举，可以增加福报，也是一种智慧健康的生活方式。当然，食素也要讲究营养搭配、饮食均衡，切忌单一化。

3月16日.19：50.怀孕日记.第46天

肠胃难侍候，气短、心慌、晕累。今天去摄像工作室粗略选了八九十张婚纱照，对摄像师的水平不敢恭维：婚纱照拍得像生活照，没太多神韵气场和层次手法，比较本色。也不需要进一步处理修改了，自然就好。就选原片吧。确实感觉不错的是唐装婚服系列，二三十张每张都比较入

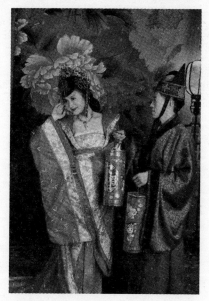

我和仕隐君婚纱照之唐装古韵

眼入心，可能关乎背景服饰及自己天生的古典贵气吧。

回来后就累乏得躺了半天。爬起来看会书，习惯了每天写一篇怀孕日记，为了宝宝。

宝贝，今天妈妈禁语了一天，在修复能量。沉默是因为身体疲软。放两张还不错的唐装婚服照，让亲爱的宝贝看看本来要举办汉唐婚礼的爸爸妈妈。希望你喜欢传统华夏的礼服，因为我们

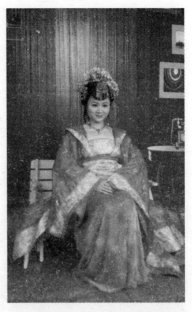

婚纱照之贵妃装：喜悦的受孕新娘

是中国人。你爸爸，不仅办学堂教国学，还专门设计订制汉服，将来汉服也会伴随你的成长。重回汉唐，兴我华夏，记得你的出身不俗，有使命有责任，是母亲最为期待关注的圣贤宝宝。这是母亲的寄语，今天仅写到此，我是如此爱你！

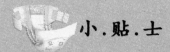

小.贴.士

佛教"禁语"

佛教认为，一切众生的生死轮回、因果报应，都是由身、口、意所造的业导致的。如果消除了这三业，即可得到解脱。俗话说祸从口出，所以管住自己的嘴，少造口业也是佛家的戒律之一。禁语即禁止自己说话。关照自己的内心，沉淀自己的心灵，从更深处认识自己。于无声之中，增长智慧。

3月/7日.20：/7.怀孕日记.第47天

　　三月份一开始，我就做了一个决定：在静心中写一本网络版怀孕日记，什么都放下，全然地在这个孕期里，每天写一篇，只关乎爱、心灵和灵魂的声音，直到内在完成智慧母亲的蜕变与更深的觉醒。在俗常的爱里没有恒常的幸福，恒常的幸福需要一颗持之以恒、纯念的心灵，这样的心灵需要建设和成长，所以这本日记也是一个修心的过程。从开始写它的第一天到未来的最后一天，我每天都在祈祷：愿它是一本充满能量、慈爱与静心的日记，愿我能以纯净的善念完成它。并把它送给我的宝宝、家人、朋友，以及散落在世界各处刚好需要这点能量滋润的"孩子们"——我们每个人其实都是个需要爱和成长的小孩，不是吗？

　　接着，还是要感恩这无常的生活与恒常的爱。

宝宝，这的确是段艰难迷茫而沉重忧郁的日子：马航失踪了，机上有二百多位乘客，其中一百多位为佛教徒，还有两名婴儿！各地都传来一些有关灾难的消息。你爸爸近期在书院发展上也遇到瓶颈，为创业所积累的债务和书院巨大开销的经济压力以及超负荷的身心疲倦让他举步维艰。妈妈因为怀上你，身体状态更是

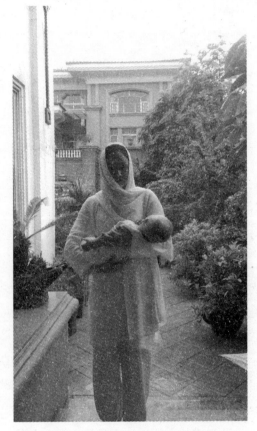

雨后归来，书院门前的母子合影

倍感不适，连爬楼散步都气喘不止，头晕乏力。还好有外婆照顾妈妈的饮食起居，妈妈不想在精力和经济上再给你爸爸增加任何负担。难得的是我们内心都很乐观与坚强，并都对你充满了爱与期待。

无论你出生于何种经济环境，妈妈都相信你会是个有教养、有爱心，懂得感恩与付出的人。妈妈很用心也很用气力在写每一个字，尽管此刻妈妈如此虚弱，双手在抖，呼吸

也不畅，可是妈妈的爱与嘱托，要从手指下的每个字流淌出来。连续数日夜晚失眠，白日昏沉，但妈妈的心是平静且快乐的！妈妈爱你！愿你健康发育成长！今天先写到这里。

3月18日　20：54　怀孕日记　第48天

　　中午有些虚弱，干呕腹鸣，还总是有腹泻的现象，吃不好睡不足。无助低迷之际，又昏睡了几小时，晚上状态才好了一些。夜间开始播放佛乐，细读《金刚经》。可贵的是，昨天的网络日记被我所敬爱的"神仙姐姐"看到，到底是有觉悟的修行人，所言极是，其慈悲点化，深得我心："拉肚子是在帮你排泄你的焦虑恐惧等负面情绪，是在帮你调整身体，是好事，相信自己一切都是好的，不必担忧。怀孕是女人身体最好的脱胎换骨，好事！累计正能量，正言、正行、正听、正思维、正定、正精进，结果一定正。安住正，即可。"

　　此外，神仙姐姐亦开示我多读佛经："《地藏经》可以让孩子以后听话孝顺，《金刚经》使其能量充足。读了不思食正常。气满不思食，神满不思睡，精满不思淫。不需要担忧营养不良。上天给我们的，就是最合适我们的。全然地接纳，相信大圆满。不必忧虑，自然那些反应会减少。"

姐姐一席话，一下子打开我的心轮与喉轮，这位神仙姐姐，总是慈悲指引，让我顿悟，深深感恩。再听佛乐，心境更是不同。

青青翠竹，悉是法身。郁郁黄花，无非般若。悬崖撒手，自肯承当。绝后再苏，欺君不得。人间处处皆般若啊。

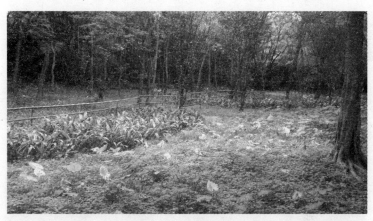

萝岗香雪公园一隅

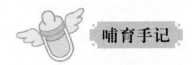

哺育手记

果然，自阿童木一出生到他百日之时，睡眠极少，却能量充溢，精力旺盛。晨昏之间，全身上下，手舞足蹈，不知停歇。甚至在出生后的四天内每日昼夜啼哭，不眠不休，啼哭方式亦花样百出，特色变化，嗓音更是极其嘹亮，中气十足，响彻妇产科住院部的一层楼。于是医生护士和所有病房的家长们全都关注到他，健康活泼充满蓬勃生命力的阿童木也由此成了这家医院的"名人"！

最有趣的是他生下来就特别听从我的"教导"：自从在产房里呱呱坠地，他的双手就会经常向上伸向天花板，不停挥舞，只要我让他放下，他便放下；他的脾气比较急，但对着我

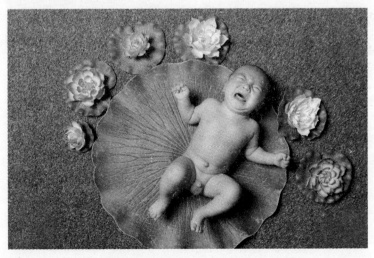

阿童木百日照之"哪吒闹荷"

却不敢任性哭闹，满月以后更是如此；到四个月后连喝果汁都会眼巴巴地征得我同意后才敢主动大口吮吸；偶尔我心情不好，他就会用小手伸到我脸上，摸摸我的脸颊，安静而微笑地看着我，陪着我，并且心领神会地点头聆听我的话语。

无论他在玩闹还是在哭泣，只要我开始打电话或者和他人对话，他马上就会停下来不打扰我，还深深地凝视着我，全神贯注地倾听我谈话的内容。

身边的人也越来越意识到这个孩子在我面前的听话和乖顺，更习惯于他全身满溢的强盛能量。这种状态，想来也与孕期熟读《金刚经》和《地藏经》有关吧。我想，佛经对于孩子的加持力，在胎教时就已显现。

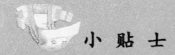

小 贴 士

念诵佛经对孕妇的作用

佛经中每一个字都蕴含着向善的正能量。念诵佛经可以明心见性、提升善根。孕妇念诵佛经，可以养心怡性、修身开慧、增添福德、护佑去灾，更是很好的亲子胎教和安神康体之法。适合孕妇念诵的佛经有《金刚经》《心经》《地藏经》和《观音普门品》等。

3月19日　19：22　怀孕日记　第49天

　　善男子，善女人，发阿耨多罗三藐三菩提心。云何降伏其心。佛言：善哉善哉，须菩提，如汝所说，如来善护念诸菩萨，善付嘱诸菩萨，汝今谛听，应如是住，如是降伏其心。

　　"善护念"这三个字，鸠摩罗什不晓得用了多少智慧才翻译出来。不管儒家、佛家、道家，以及其他一切宗教，人类一切的修养方法，都是这三个字——善护念，即好好照应你的心念。起心动念，都要好好照应你自己的思想。

　　什么叫念？一呼一吸之间叫作一念。念念清净念念正觉，才是善护念。信心清净，即生实相。人人皆是佛，因为心即是佛。明心见性，佛道即成。世间万法，皆是佛法。佛不在庙宇跪拜中，不在念经打坐中，佛字只是件外衣，去掉这件神秘外衣，真实的佛法就在我们的日常生活、衣食住行和起心动念中。三千世界，皆是般若啊。善护念，即心即佛。应如是降伏其心。过好最平常的日子，修持自己的清静心，即是佛法正道。

今天是观音诞辰，播放佛乐诵读佛经之余，以此读经心得之一，作为今日之孕记。诚敬顶礼：感恩佛经开示加持腹中宝宝！人身难得今已得，佛法难闻今已闻。应如是降伏其心。南无阿弥陀佛！

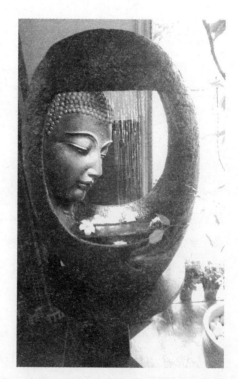

怡心斋素食馆门前的"滴水佛颜"

3月20日　20：21　怀孕日记　第50天

　　在地球生活，对你而言，宝宝，这将是一次神奇的旅行。你的每一刻对这个世界都有意义。每个人一生的时间都是有限的，那些圣人们的一生，亦不例外。他们有的甚至短命，然而留给这个世界的智慧和精神，却永恒地存在着，无法消逝。而爱，其实就是一切的答案。

　　忠于自己，服务世人，立德践行，爱过也被爱过——这世界有许多无名英雄，他们一生或许没有任何作品，只用全心奉献的方式参与世界的进化过程。他们为人类的理想和最高利益而活，却不曾追求功名利禄，甚至根本没想过用"成功"证明自己，他们经受住了一路到底的踏实谦卑与默默无闻。

　　等你长大后，你也会选择自己的生活方式，你可能会成为一个工人、教师、商人、企业家、白领、艺术家……也可能不受任何身份的限制，只做一个不停迁徙的旅人或者背包族。无论你选择什么职业或人生角色，亲爱的孩子，你都无需用财富、成果或者地位、名气来告诉我你有多受欢迎以及证明你的价值，你永远无需用"成就"来标榜你有多成功。妈妈祈愿你关注的是你整个的生活方式——你如何活着，是否拥有自己的梦想与精神？你真的需要那些渊博的知识才能让你感到有价值和用处吗？你的

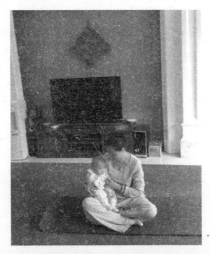

静心瑜伽后的亲子时分

存在本身就是一个奇迹，你的每一刻对这个世界都有意义，即使你没有任何身份或者标签。妈妈相信你天生就是个净化器，能净化你身边的环境和心灵。你会比妈妈更善良更包容，比爸爸更淡定更专注，你还可以净化你自己，拥有真正有价值的朋友。

妈妈有时会有分别心，接受性和慈爱心都还不够，对人还有喜恶，还有看不惯，对现实世界还有贪嗔痴，还不能耳顺。妈妈希望自己能进一步柔软、接受和蜕变，也相信你会更有灵性和爱心：当你内心落寞或孤独时，去读那些拥有高能量的书籍，去听那些空灵圣洁的音乐，去看一场励志电影，去徒步旅行，去一个陌生的地方独立生存一段时间，去养老院做做义工……你遇到的每一个人都可以成为天使或者老师。感恩和珍爱所有的生命，无论他们是人类、动物，还是植物、山川……

　　总之，妈妈希望你做个能温暖一切、表里如一的人。爱的呓语，随心而发，作为今日之孕记，于黄昏的星巴克。

3月21日　21：00　怀孕日记　第51天

今天忙了一天，上午去医院做例行孕检，宝宝已有胎心，一切正常。下午接待家长，送别周末例行放假的孩子，腹泻和肠胃不适还是没有放过我。独自吃完面条，看着母亲清洗厨房的背影，一下子有点不太习惯：孩子们一放假，书院就空落落的，心里也放松了许多，点上沉香，难得清静的周末。该是写日记的时候了。

撑了一天下来，感觉有些疲累困倦，但经一家长提醒，恍然意识到自己这么长时间的腹泻病痛及较常人大的孕期反应，包括今天超声波检测出的卵巢小囊肿，已不仅仅是单纯生理现象，而是因为内在，自己的心灵包括潜意识有许多未曾释放的担忧、恐惧、孤独、焦虑以及很强烈的不满甚至排斥。而这些主要都是针对你父亲仕隐君。当然为了你——我亲爱的宝宝，妈妈一直不敢在日记里流露心底任何负面的情绪或声音。因为妈妈深知他是你父亲，不能影响到你的感受，可是内心无从释怀的情绪终日以身体上的病痛折磨来体现和倾泻出来，这也算是问题爆发和心理疗愈的一个过程。

如今这些身体反应和病变的信号提醒妈妈：要对整个世界诚实，包括对宝宝诚实。或许妈妈不敢告诉你，从一开始妈妈在心底很难真正接纳你父亲，更谈不上欣赏，包括他的一切。压抑隐忍、愤怒争吵、纠结痛苦、担忧绝望，伴随了我们在一起的那大半年的时光，而一切的一切，都因为你的到来，让妈妈硬性接受了你爸爸。

为了能怀一个宝宝，为了能顺利做母亲，妈妈从十年前就开始盼望，因为种种原因都无法如愿。如今有了你，妈妈怎能不珍惜！可随之而来的就是更多的担忧与焦虑，因为你的父亲，他的性格与所面对的压力。关于这一切，妈妈今天终于勇敢而坦率地告诉了你：为了我们母子的身心健康，妈妈一定要全然放下，活出自己内在的喜悦与自由。慢慢尝试着不再去背负，

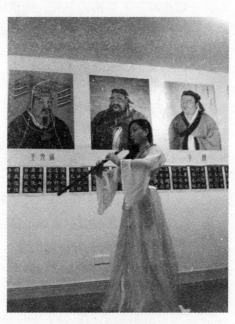

书院圣像前吹箫怀古

不再去为别人而活或者光为别人着想和付出，妈妈以前一直是这样，所以心累。

慢慢学着柔软而不总是坚强与隐忍。爱自己，轻松快乐些，对自己更慈悲与珍爱，让自己的心快乐才是治愈一切的良方。

宝宝，妈妈也会让你自由，不会让你像妈妈一样处处委曲求全。你的快乐与健康才是妈妈最大的心愿。希望妈妈在孕育你的过程里能够慢慢悦纳自己，悦纳你爸爸及生命中的一切。这将是一场大的考验和修炼，宝宝，准备好了吗？你将和妈妈一起共同经历、见证与度过！爱你！

3月23日　20：49　怀孕日记　第53天

这两天虽然睡眠还是不佳，精神却能保持亢奋状态，源于内心情绪的释放与天蝎座所特有的意志力。我用自己天生超强的愿力磁场恢复到平素的正能量状态，并用念力加持笼罩肚子里的宝宝。我全然地感觉到自己和宝宝之间无法割裂的完美融合，包括我的起心动念，一呼一吸，每时每刻都在影响着这个小小的胎儿生长发育。我不再隐瞒任何情绪状态，自由勇敢地享受当下每一刻真实的心绪，因为她能理解能懂，并能给到我最圆满的生命动力，这完全是一种心灵重生复活的萌芽状态，无法言说，且此种能量开始增强，越来越能抵御身体上的诸多不适反应！

今天中午坚持不午休，连午饭都没空吃，一直在接待远道而来咨询的两位家长，她们也是学佛之人。三个小时的沟通交流，她们问我最多的就是关于她们学佛路上的困惑迷茫与佛学佛经的问题。其实看见这些开口闭口佛法佛经的所谓信徒者我就觉得有趣：大都是些理论层面空谈误己的凡夫，这样的人很多，有时他们还会沾沾自喜，好像修行很深一样煞有介事地处处跟人理论，好为人师。对此我从来都是欢喜和尚般哈哈大笑，因为真正学佛有见地的修行人，从不见人就空谈佛法，无论什么场合都把佛挂在嘴上，空洞说教，而是寡言低调，做事，明理。你不用听他说什么，你只要看他所行所为就知道，他很自然很平实的修为气质就是最好的说明。因为佛法即在日常生活中：衣食住行，每个当下，起心动念，念念善无执无忧即是佛，即心即佛。一部《金刚经》，更让我澄清此理。当然这些善女人也还是在一个迷茫的阶段里，慢慢地，当她们越来越回归到生活和自己的本心，自然会有所了悟。

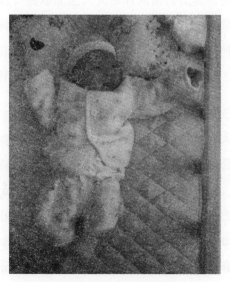

摇篮中即将满月的阿童木

出自己内在的终极使命与身份：我什么也不是，只是一名行者，一名女瑜伽行者。终其一生，我都将行走，无论我在做什么，修行的路，永远在脚下。

春节普陀山朝圣归来，我在微信上的头像与名字就已经改为"女瑜伽行者"。之前我叫"六艺书院则贤君"，一次千里朝圣，自己突然活明白了：不要背负，不要粉饰，不要活在一个世俗的标签与身份里。当你德不配位时，你很难承载相当的敬仰与礼遇。在国学尤其是儒学领域，我看到太多自身修为不够却好为人师的伪善。孔孟圣人之学，为人师者须厚德，须志趣，须承载传统儒学的深厚底蕴与使命。而我已然是佛家根器，已然是灵性成长路上的行者，绝不敢妄谈圣贤之学，亦不愿以国学书院则贤君自居。我只希望自己能够活得真实、坦然，坚持自己的灵性道路与使命。

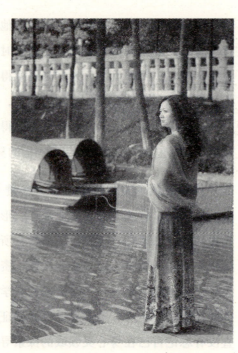

番禺莲花岗公园湖畔凝眸

前段时间，很多朋友看见我的网

名，都以为我是瑜伽教练，虽然我有瑜伽教练牌照，也在书院教瑜伽课，但我对自己生命的定位与追求却是一名瑜伽行者。行者就是修行人，在佛教里的苦修闭关者亦有此称。此名起源于印度梵文，克里莱瑜伽法门的创立者即是瑜伽行者。瑜伽也绝非一种体操，它是通过冥想呼吸连接宇宙和身体能量的桥梁，是一种宇宙意识。因此拥有瑜伽精神、超越时空的东方修行人和佛教密宗闭关者都可称为"瑜伽行者"。

宝宝，你的妈妈是一名行者，而今怀你两个月，因为肠胃不适，更是餐餐面条稀饭，不沾油荤。一天天下来，反倒习惯了白粥馒头与面条里淡淡的滋味——人生真味。越来越意识到：你，就是个"佛宝宝"转世，不食人间烟火，天天只要听《地藏经》和《金刚经》。这也算是福报和慧根吧。妈妈进一步的功课是悦纳和爱自己。晚安。

3月27日　21：06　怀孕日记　第57天

"人必须有能力爱上自己每一次因果，才会举重若轻。放下对一切的控制是一种很美的心境。没有任何经历是白白浪费毫无意义的。人生最终都是活出自己的价值。"

——素速

看着杂志和一些画册：那些千篇一律浮华空虚的美让我厌倦，这个社会太多女人被外在的光鲜亮丽所迷惑和醉心，那眼神里除了世故野心就是精明尖锐，那永远雕塑一样缺乏柔软与清纯的脸孔和姿势，让我看到那张精致妆容下一颗男人的灵魂。也许是心性使然，我无法欣赏这种空洞单调缺乏女人味儿的包装美，更无法被吸引。终于发现自己多年灵性和心性的成长，已有了犀利不俗而洞穿一切的审美意识。于是在每一个人的外表上，我都在寻找真正的美——来自灵魂的深度。而在自己每一阶段的每一张照片里，我都看出自己内在灵魂真实的孤独、寻找与期待。我想也许真正能吸引到别人欣赏的，是我眼神和身体里住着的那个始终纯净执着而可爱的灵魂。所以，当我看见同样可爱的灵魂，我就会情不自禁地去爱去欣赏，特别是那些幸福温暖充满女人味儿的精灵一样的女子，总会让我迷失和流连，这也算是一种奇妙的心灵体验吧。

今天突然由心而发，谈了点对美的感受，其实在每个人的脸上都可以看见因果，美永远是一种意识和个人心性的投射。每天的孕记，都是心灵随笔。在每个当下，去感受接纳一切美的事物，无论你拥有什么：活着真美。

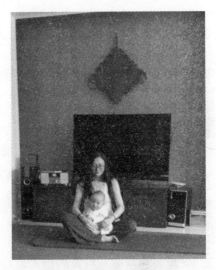

亲子瑜伽之母子连盘静坐功

3月28日　20：06　怀孕日记　第58天

宝宝，你爸爸说你生下来肯定是个小活佛，因为妈妈佛经不离手，佛乐不离耳，连午餐都是听着佛乐喝青菜汤吃白米饭。难得妈妈今天独自去影院看电影，巧得很，是一部适合胎教的3D版动画大片《天才狗爸爸》！

超萌超可爱超搞笑的感人电影：讲述一条博士狗如何收养并培育一个弃婴长大的故事，是一个关于爱、勇气和幸福的故事。电影穿越了几个欧洲文明的经典历史时期，演绎了几位赫赫有名的科学人物、领袖与艺术家，诡异而神秘，生动而感人地用"时光机"教育启迪了一个智慧儿童的心灵。影片中，我特别喜欢狗爸爸告诉孩子关于友谊的那句真理："每一段真正的关系都是从冲突开始，并通过解决，最终变成珍贵的情感。"

多么经典！即使我们在人生中遇到了很多矛盾或不友善的待遇，我们所应该选择的不是逃避或者恶化树敌，而应该更敢

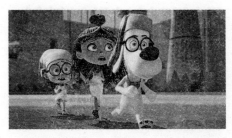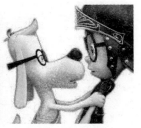

电影《天才狗爸爸》片段

开、更真诚、更用心地去友善化解，直到这段关系变成珍贵的情感！何等的包容、善良与智慧！开心且受益，宝贝！今天的电影，还是英文原声大片，感动之余，懂得了人类关系的秘密！

人与人之间，最重要的还是爱和付出。

每天都有新的收获，每天都有不一样的经历。

妈妈和你一起成长，并永远爱你。

小 贴 士

《怀孕》

英国著名畅销书作家林恩·奥赛库珀被OFSTED（英格兰教育标准办公室）赞誉为"十分杰出的女性"。她影响力最大的作品是《怀孕》一书。该书可以帮助孕妈妈轻松解决孕产期的52大关键问题，缔造完美母体，孕育完美宝宝。

3月31日.20：33.怀孕日记.第62天

　　下午由母亲大人随行陪伴，去KTV里低吟浅唱了一下午：从王菲唱到降央卓玛，再到黄小琥，最后以梅艳芳的经典系列完美收官，唱给腹中宝宝听，全是柔调调。

　　母亲不喜欢唱歌，却是我最忠实的听众和陪伴者。从九年前自己做歌手，到后来创业开办酒窖与公司，再到后来做顾问讲师，那些到处飞天天奔忙的日子里，母亲就一直尽心尽力风雨兼程地陪在我身边，无微不至地照顾我的饮食起居。那份全然的付出，绝非笔墨所能形容。这也是我为何决定在这个年龄结束自己天马行空自由飞翔的单身生活，像普通人一样正常结婚生子的重要原因之一。

　　从小习惯和母亲睡，除了大学几年不在家的时光，毕业后来深圳这十三年，差不多有十年的时间都是和母亲同床共枕。那份身心的亲密与联结，早已无法将彼此分开。母亲成了我一生最大的动力与牵挂，也让我永远的感恩和愧疚。我人生最大的幸运和福报就是拥有这样一位母亲，包括曾经每一段艰难的过往，以及现在这段身心备受考验的漫长孕期，都是依靠她的照料与陪伴，才能一路幸福而勇敢地撑过来。

母亲是我生命中的天使，是真佛，是最大的贵人，而我却无以为报，唯一能做的就是拥有自己的家庭与孩子，尽量让母亲安心而不是担心。

感恩伟大的母亲。宝宝，你有个多么好的外婆，相信你也会成为她的骄傲。我们都是幸运的，不能愧对外婆的付出，用心用爱过好每一天吧。

深深的爱，给你——我亲爱的宝贝！晚安！

4月1日 21：43 怀孕日记 第63天

　　几年前，兴趣使然，对芳疗、色彩和音乐都一直保持敏锐直觉与感悟力的我，开始接触色彩心理学，并意识到音乐和色彩都是充满灵性生命力的能量场。自己尤其喜欢给朋友们建议其着装及环境的色彩，因为我总是能一眼洞穿他们的气质类型与内心状态。但我当时还未深刻意识到色彩对身心灵的重点疗愈和改善作用，也不甚了解这些可以应用在心理咨询、教育沟通和孩子的身心健康成长方面。

　　今天认真研读了我最喜欢的台湾芳疗大师、资深心理学家金韵蓉老师的色彩疗愈作品《幸福有7种颜色》，视野大开，受益匪浅。尤其是关于色彩在心灵能量及教育领域的应用，经过大量临床及生活案例的验证，使我倍受启迪，并获得了通过不同色彩结合冥想呼吸来提升幸福指数的一些可供实践的方法！而且，我可以结合色彩与音乐，实现艺术化完美而温暖智慧的胎教！

首先，你一定要相信，穿在外面的衣服颜色会穿越进身体并影响内在！

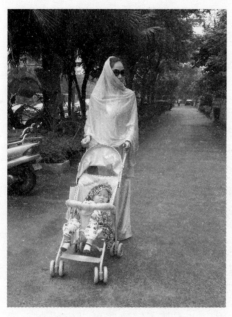

阿童木久病初愈，黄昏散步

其次，周围环境，包括你的饮料和食物的颜色都会对你的身心产生影响，从而影响你的气质、情绪甚至思维方式！

书中金老师温暖而智慧地告诉我们：患有孤独自闭症的孩子要多看多穿多想橙色与黄色，甚至还要多吃这两种颜色的食物。而多动症或注意力不集中的孩子则需要黑色和蓝色交替穿用。每个年龄段也都有最适合其智商与心灵发育的养育色彩，比如新生婴儿需要白色，一岁半以内适合粉红和浅蓝，尿床的孩子需多穿粉红色，缺乏自信害羞的孩子适合多看多穿樱桃红或桃红色，口吃发音不准、表达力弱的孩子需要大量蓝色和黄色……总之，用色彩来改善和疗愈孩子及成年人的小小心理创伤，释放其负面情绪，是有方法有价值的趣味领域，由此，我们可以更了解自己，改善和帮助别人提升能量场！

最适合我并能代表我自身能量场的有三种颜色：充满贵族王者气质，代表幸福温暖的金色系；神秘浪漫典雅，梦幻空灵的紫色系；代表精神高度与灵性智慧，纯洁坚强圣雅脱俗的白色系。三种气质，构成我不同面向却是最为本色的人格特质！

虽然这三种色系很适合我，我亦会进一步尝试更温暖更有疗愈智慧的橙色、黄色与绿色！而我肚子里的宝宝目前最适合的，还是白色和橙色：宇宙能量。为了你，妈妈现在要多穿橙色和白色！此刻，妈妈就穿着一身白色瑜伽服！晚安。

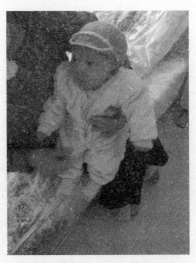

粉红男生，怎么看都有点张艺谋的范儿

哺育手记

　　宝宝出生后，我们全家给他穿的都是粉红、浅蓝、鹅黄和浅绿系列，我自身的衣饰也开始以蓝色、黄色与橙色居多。四个月后他的床边每天都会摆着橙子、柑橘和绿色的油画纸，我们卧室里的墙壁亦刷成了鲜亮的黄色。在日常的母乳喂养和鱼油吸食后，开始添加一点点橙汁，并准备半岁后给他辅以蔬菜粥和黑豆浆。这些生活中所有的元素都融入了对他身心发育有益的色彩能量，且逐步安抚了他自孕期母体带来的某些焦虑情绪，软化滋养了他的心性。

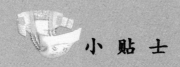

小 贴 士

色彩能量

　　色彩蕴含着巨大的能力，会对人体细胞和器官产生实实在在的影响。色彩以独特的方式与人体的能力系统互动，会影响人的情绪，可以治疗心理疾病，也可以导致心理疾病。色彩能量学正在成为建立在色彩心理学基础上的身心灵疗愈法门。

4月3日　9：04　怀孕日记　第64天

亲爱的宝宝，昨晚妈妈实在是太累，来不及写日记，很早就卧床休息了。一晚上都在冥想橙色的太阳之光，温暖笼罩着妈妈全身，今早醒来终于有些能量和活力。雨后空气清新，妈妈要赶紧补上昨晚的日记：这是每天我们母子间的交流与分享，妈妈更是不敢懈怠！

今早妈妈带你一起做能量诵读，并选用了适合你将来成长的色彩空间照片作为你意识里的爱之家，今晚再继续分享记录我们的胎教日记，亲，一起来，在鸟鸣和雨露中感受能量——

【能量诵读】：潜意识心语

在我广阔的人生中，一切都是完美、完整和完全的。我相信有一种比我强大得多的力量，每天、每时、每刻从我身体流过。我打开自己让智慧进来，我知道大千世界只有一种智慧。在这智慧里面有所有的答案，所有的解决方案，所有的康复方法，所有的新创造。我相信这种力量和智慧，我

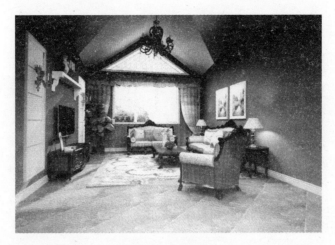

理想中的色彩小屋

的世界里一切都好。我爱我自己，我爱我的父母、老师、同学、朋友，他们也很爱我。

无论走到哪里，我都体会到和平、爱和喜悦。

我是宇宙间一个可爱的孩子，我总是被神奇的力量指引和保护着，几千年来古今中外古圣先贤的智慧被我奇妙的心灵完全吸收，每一天都是新的开始。我敞开自己，接受和相信所有的奇迹。

我是奇迹宝宝，我是能量宝宝，我是智慧宝宝。我就是光，我就是爱。

在我广阔的人生里，我必须学会忍耐的艺术，因为大自然的行为一向是从容不迫的。造物主创造树中之王橄榄树需要一百年的时间，我要成为万树之王——橄榄树。我生来应为高山，而非草芥。我孕育在爱中，肩负使命而生，我是创造一切的源泉。

今天，我开始新的生活。我郑重地发誓，绝不让任何事情妨碍我新生命的成长。我要用全身心的爱来迎接今天和每一个人。并且在任何一件事上，我都会坚持不懈，直到成功。我永远是最幸运最有智慧的孩子，我会成为最出色最有爱心的人。我爱我的国家。感恩父母，感恩万物。

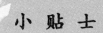

小 贴 士

能量诵读

能量诵读源于基督教做礼拜时集体诵读《圣经》章句。后被广泛用于经典及身心灵美文的诵读，尤指集体诵读。能力来自于美文本身的智慧能量，以及由经典打开的诵读者身心正能量。现代私塾读经及身心灵潜意识训练经常用到这种方法。

4月3日　21：40　怀孕日记　第65天

　　宝宝，妈妈在网上看了胚胎图：现在你的脊椎应该慢慢成形，脚趾头也开始长出来了，很快就成完整的人形了！生命真的是不可思议的一个奇迹！

　　这两天饶有兴致，忍着反胃和呼吸不畅，专门上网欣赏了几百幅世界经典名画，惊奇地发现除了毕加索过于抽象的线条画很难理解外，其他大多数油画作家的作品都明白晓畅。他们都是色彩大师，深谙色彩的层次意韵与能量之道，能游刃有余地表达色彩的情绪与灵魂！

　　如果你想了解一个孩子的内心与潜质，可以让他选择几种颜色画画或者涂鸦：如果他大面积使用橙色和黑色，说明他是表面柔顺而内心不服从并缺乏安全感的。因为黑色是阴暗人格，潜藏型分裂特质，而橙色温暖亲和具有阳光能量，对应人体腹轮的宇宙疗愈者。宝贝，妈妈前段时间的经常神经性腹泻就是身心问

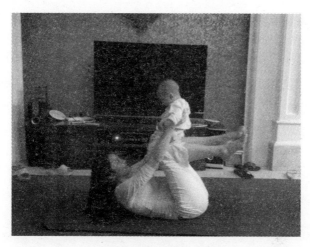

亲子瑜伽之双鱼变形式

题，由担忧焦虑等负面能量引起，应该多看多穿多食多饮橙色，所以昨晚冥想了一晚上温暖的橙色之光照耀身心！

今天再度选出几幅暖色系正能量的名画，分享并感受这些画作里扑面而来的生命气息！亲爱的宝宝，妈妈今天又做了专业色彩性格测试——妈妈属于红色性格的强者，是充满影响力、创造力和行动力的变革家、开拓者与卓越领导者！红色对应腹底轮，代表生命能量，英国首相丘吉尔就是红色性格的典范。难怪妈妈是个创业狂，但因为同时兼具九型人格里的四号——悲情浪漫主义艺术家型，所以总有些边缘化人格，喜欢抽离现实，从而演变成了分裂型双重人格的神秘天蝎座：既正面积极热情勇敢现实上进，执着追求理想，骨子里又有些抑郁浪漫脆弱孤独，远离人群的悲观调调与文艺女孩情节……一个矛盾体：有趣得很！我想：只有看清自己才能更好地理解世界。

好了，宝宝，为了你的身心阳光，妈妈以后多穿橙色，少穿黑色和灰色。改变心态从改变色彩开始。多感受幸福的正能量色彩，做一个爱自己温暖世界的明媚母亲！

爱你，晚安。

哺育手记

生活中的阿童木对外界的各种情形很少表现出惊讶与好奇，他的状态尤其眼神大多是淡定成熟的，好像什么都了解，都习已为常一样不太在意。唯独带有色彩的画面、爸爸的书法和各种音乐能量才能吸引他的注意力。在任何场所任何地方，小到他婴儿车上的彩色圆形图标，大到酒店餐厅里的名画天花板，以及家中和书院里各处仕隐君的字画作品，他都会目不转睛，全然忘我地"研究"几个小时，甚至忘却吃奶和外界其他事物。

阿童木看画时的出神状态，经常让旁人感觉他好似正在领悟画的精髓。那种洞若观火深邃透亮的眼神，还有他与画交流的神情中那份前世回忆般的归宿感与惆怅感，无法让我们不讶然于他的兴趣天赋与灵智早慧。或许他自母体胎教起，就独自沉醉在一个书法与名画的世界里吧……

"真正的慈悲不是让人们减轻一时的身体或心理的痛苦，更不是让其脆弱无助的软肋产生依赖和指望，而是要让人直面现实并觉醒于实相，让这个人能活在真相之中。"它要解决的是人类最根本的痛苦——灵性之苦。这句话开启了我对慈悲心的重新体悟。

这个世界，我们总是同情弱者想去帮助别

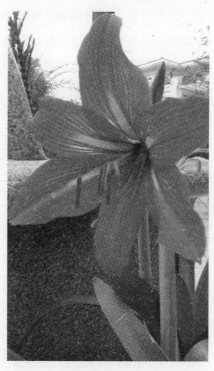

盛开的洋珠

人，或者习惯求助、依赖于强者和圣灵。有时候，面对人性中的那些丑陋与愚痴偏执，觉得不忍，觉得难耐，替他们担忧和难过。可这个世界，如果你自己不对自己内在下功夫，又有谁能帮得了你？所以慈悲有时并非盲目地付出和牺牲，而是智慧冷静地旁观与等待，等待开悟的花期。

今天我想通了很多问题，摆脱了前几日的情绪困扰。虽然身体仍然"享受"着隐痛和煎熬，一切总是要付出代价。很快，满三个月后我就可以进入深层次的静心瑜伽阶段，身心状态应该会更加稳定。现在不敢妄动，稍安勿躁。

回到身体，感受能量。宝宝，请你谅解近期书院里的一些干扰和妈妈自身不稳定的情绪状态。妈妈需要静养，你也需要用你天生的灵性来理解这个世界以及这个世界背后的真相。期待，爱你，晚安！

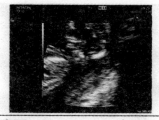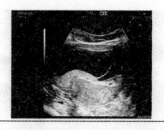

超声所见

胎心：心率151次/分，心律齐。

胎儿双顶径2.5cm，顶臀径约7.2cm，脊柱可见。

股骨长1.1cm，胎动存在。

胎盘厚2.1cm，位于子宫体后壁，绒毛膜板平直，内回声均匀。

羊水最大深度3.7cm，暗区清晰。

NT：0.20cm。

宫腔内可见一带状分隔。

超声提示

1、中孕，单胎，存活。
2、胎盘功能0级。
3、羊水适量。

说明：胎儿在宫内，B超检查因受透声、胎龄、胎位、羊水等因素影响，故检查有一定局限性。

孕3月胎儿B超图

怀孕3个月时，胎儿身长约15厘米，体重约120克。胎毛开始出现。透明的皮肤下可以看见清晰的血管，骨骼逐渐变硬，手指和脚趾可以自如活动。肝、胃、肠配合工作，绿色的胎便由此形成，出生后即排出体外。

小 贴 士

巴关

　　巴关是印度的灵修活佛。他在婴儿时期就经验到与万物合一的深层次感受，年少时即立志帮助人觉醒，唤醒人进入合一之中，达到全然、无条件的解脱自在。印度人以湿婆神的第十个化身Kalki来称呼他，或者尊称他为阿梵达（Avatar，神人），甚至有灵视者说过，巴关为人类的觉醒找到了捷径。

4月9日　21:44　怀孕日记　第72天

　　人类一思考，上帝就发笑。这是个知识武装头脑的年代。不懂育儿的妈妈们，一边担忧恐慌迷茫，一边盲目而执着地狂啃大量不同流派的幼教书籍，越看越无所适从，包括许多怀孕的准妈妈，也是手不释卷地学习胎教育儿系列丛书，那架势，真不容易，殊不知，她们忽略了做母亲，包括做妻子或做教育的根本——做好自己活出自己，这才是一切问题的解决之道。

　　因为孩子的状态就是母亲心性的投射。这也是我从第一篇怀孕日记里就意识到的唯一功课，也是我坚持写下孕记的初衷。对此，我一直了悟于心，并且深深地相信自己：一个真正接纳自己爱自己活出自己的母亲，是不会有一个有问题的孩子，更不会在教育上迷茫和失败。

　　不要总是试图改造和教育任何人，你只需要做的，就是成为最真实最敞开最全然接纳的自己。一切就自然会被你影响而改变。所以我最认同的一句话：爱就是创造空间，并允许一切在其中自由的成长与改变。这才是真正的灵性教育，也是我这么多年从跌跌撞撞中渐渐得到的领悟……

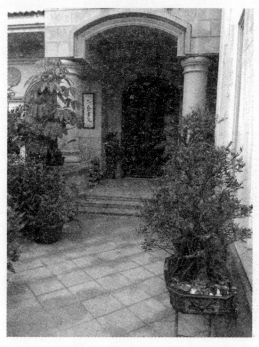

书院门前小景

包括现在很多师者，在教育层面的体悟与认知非常的单薄固执，并且相当自我和封闭：自身的内在都没有开启和觉悟，就妄谈育人，人生的功课从来就是无从跳跃和逃避的。自身无法去无明，没有真正地接纳，没有敞开心灵包容世界的眼界与格局，世界又如何容你？孩子又如何认知这个世界？我从不认为这个世界上有所谓完美的教育，都是各有侧重，均有利弊。孩子在母亲身上直接感触到的，在社会和生活中直接体悟到的就是最有价值的教育。

基因＋母亲品性＋后天环境决定了孩子的品格和心性。

即使我身处国学私塾书院，我也不会排斥和贬损其他形态与性质的教育模式，亦不会大力鼓吹国学读经与现代私塾的完美、伟大、神奇不朽。它虽然优越于目前体制内的学校和幼儿园，但并非十全十美。创办私塾矢志复兴传统文化的精神固然可贵，但师者的修为品性、格局眼界是否能承载这继往开来教育伟业的重任，其智慧方法又是否匹配现代社会孩子的成长之道，这些都是见仁见智、值得深思的。因此我更不愿以国学老师的身份自居，更不敢妄谈孩子的教育，我只知道我自己的功课，修好自己那颗心，活出最真实最幸福的自己，就已然满足和不易了。

今天下午接待了一个活宝妈妈，有感而发。困了，宝贝，晚安！

4月10日 21：32 怀孕日记 第73天

去年五月偶然结识仕隐君，因国学之缘，圣贤之媒，来到广州帮他一起耕耘六艺书院。放下了自己在深圳十来年的朋友圈与事业平台基础，以义工心态淡然开始了与世隔绝、陪伴幼童们、静心教书的书院生活。倒不是为了所谓的爱情，只是作为修行人的一份善念和回归，只是为了远离世俗的商业社会静养沉淀下来，找到自己内在的根，只是为了感受成人世界所没有的一份童真与纯净。当然也是因为三十多岁未为人母的不安与向往，才有了这份看似牺牲与付出背后的上苍成全。

因为共同创业和单纯环境，再加上想做母亲的心愿，才与仕隐君走到一起用心弘扬圣贤文化。这个过程，无论是在心灵层面的沟通磨合，还是在工作生活中的相处模式，源于性格思维眼界阅历的差异，都走得很辛苦。

如今怀上仕隐君的宝宝，慢慢醒悟慢慢放手，必须要让这个男人学会真正独立面对一切且内心强大。他跟我们书院的孩子一样需要成长，他最大的功课就是放下自己内心的脆弱与依赖，懂得并能够对自己的家庭及亲人负责，成为一个坚强大气的男子汉，而不是要求家人伴侣为了他

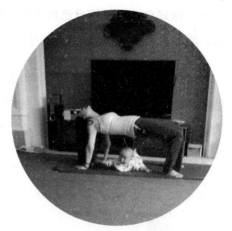

亲子瑜伽之门庭式

的梦想追求去付出和牺牲。做人一定要有承受因果的勇气和担当成败的风骨。

我在孕期的逐渐放手会成为他心理上最好的断乳期。面对风雨磨难，让他更好地适应社会，更用心地去经营创建师资团队；让他学会合作、学会换位思考、学会用人留人之道，也学会和家长更多更深地交流沟通。这些能力和素质，如果能在这样一个过程里催生逼发出来，他自身的短板会改善，心智会成熟，他的理想和人生追求才会真正顺利地实现，他也才能真正学会圆融入世的生存之道，否则他将永远是个心比天高命比纸薄、古板教条郁郁不得志的私塾先生。

我因此豁然开朗：无论是家长还是伴侣，有时放手就是一种慈悲和智慧。每个人都有自己的理想和道路，自己选择的路，如果不能放弃，即使跪着也要走完，这才是责任和

还在疯传文章出轨事件：中国人也真够空虚乏味的——结婚离婚，男欢女爱，再正常不过了，人性无常，世事多变，有必要去议论、去说教、去评判吗？塞翁失马，焉知非福？塞翁得马，焉知非祸？离婚就一定是件受伤害不幸福的事情吗？有更好的选择和新的体验不可以吗？无论重新单身还是再婚，不都是人生新的经历？再说文章的生活和我们有什么关系吗？恐怕是太多女人把婚姻和男人看得太重，把爱情看得太重，才在那里想当然地替马伊俐伤心难过，在别人的故事里感受和恐惧自己的不幸吧！

其实婚姻从来都不等同于爱情，一个女人最重要的是知道自己要什么，并且能承受为此付出的代价。不是每个女人都有意愿和条件成为独立的女强人，也不是每个女人都能无怨无悔地为了婚姻家庭牺牲自己的全部，一切取决于每个人的幸福价值观，没有可比性，无须评判。

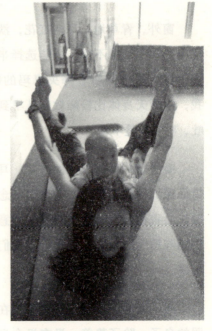

亲子瑜伽之"我心飞翔"弓箭式

宝宝，现阶段妈妈最重要的就是你。有了你，妈妈的人生无憾。也许妈妈的人生会有更多的事业机会与精彩生活，但是若没有你的到来，妈妈的心灵深处会永远有所缺失，生命中的一切也将永远带着一层伤痛无助的色彩。一个完整的女人应该是生育养育过孩子的母亲，她的美因此而成熟、慈悲、芬芳。在我的价值观里，拥有自己的孩子应该是智慧女人所需要的人生经历，也是女人一生灵性成长中最重要的功课和最珍贵的礼物。婚姻倒还是其次，爱情则是可遇不可求的奢侈品，随缘最好。

今天心里空得很，身体也特别疲倦，没有静心安思的状态。宝贝，希望你在妈妈肚子里健康安适，这样妈妈一切都值得了。好困，晚安！

4月13日　21：13　怀孕日记　第76天

　　宝宝，这两天爸爸给妈妈买了一张沙发床，叫贵妃椅，妈妈就在一楼办公室独自坐卧休息，安适了许多。关上房门，终于能拥有清静的午休和夜眠了。现在在色彩能量的基础上，妈妈让爸爸又做了几件轻软简单的孕妇裤和裙袍，刚穿上的是一件玉兰色的背带裙裤——很飘逸很适合孕妇，而玉兰色对应喉轮，消炎镇定，有助睡眠和内在平和的表达。玉兰色代表思想的启蒙和坚定纯洁的信念，该色彩的能量在于追求灵性和智慧的成长，让人平息欲望向内寻求，特别适合社会的行道者和渴望灵性回归的孕妇与婴儿。

　　还有黄色和白色的孕妇裙，慢慢穿慢慢换，都是充满柔和正能量的智慧色系。办公室的灯光是橘黄色的，灯罩是橙色的，让人心灵温暖而不浮躁。办公室落地窗外是大片的草地和苍翠的绿树，再加上客厅每时每刻传来隐约舒缓的古琴声——一切都是静心的节奏。避开了嬉闹声的干扰，适合宝宝的发育成长。身体虽然疲倦却放松了许多，两个多月来今天第一次喝了点骨头汤，妈妈的呵护与调养希望能让你健康成长。幸福就在当下。

今天放空头脑什么也不想，什么事也不做，全然听《地藏经》，安享自己的水果牛奶和三餐，感受并穿越身体肠胃的隐痛，一切都是必经的过程。对身边的人、事、物多了一份包容理解和感恩，看着孩子们清澈的眼神和仕隐君关怀的笑脸，心境真的释然舒适了许多。

生命就是一个祝福，充满感恩的祝福。宝宝，你的源头就是爱。带着这份宁静的喜悦与祝福，感恩存在的一切，悄然入眠。

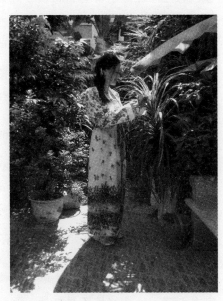

后花园中初孕赏花，闲庭信步

4月14日 20：37 怀孕日记 第77天

为宝宝办准生证，因性急而言辞激烈地对着仕隐君发脾气，看见别人诧异的眼神才惊觉自己的失态。的确是修养不够，心性浮躁。这种心直口快、好强急灼的性格特别像我母亲。她的心地虽然善良慈悲，性格脾气却又急又硬，敏感易怒，喜欢批评，尤其是面对家人。母亲一生磊落直率，但过于坚强，习惯背负，好强能干，不擅长示弱与容忍，慈悲宽容处世，却无法与家人和顺相处，接纳性还是不够。

母亲对我的影响是潜移默化的，而且我在两性关系上亦继承了母亲与父亲的怨偶相处模式，吸引来的也是和父亲存在同样问题与短板的丈夫。这些问题让我看到母亲对女儿人格心性的深度影响，也意识到我这一世所面临的功课是什么。不能去改变母亲，要改变的唯有自己。

心再慈悲，如果忍辱不够，口德不济，控制自己情绪的定力不够，一切修炼皆是枉然。沉默、反省、内疚、觉察自

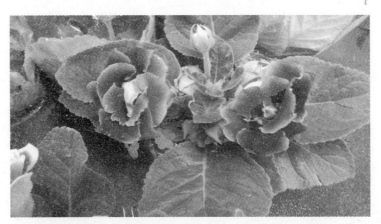

富贵花开了，带着觉察、爱和观照，连同含苞的喜悦

身的起心动念，人的业力积习的确无处不在。观照自己的内心，接纳一切，否则无从去谈尊重和爱。

忆起净空法师开示的慈悲真相，自己的路还很长。无语，听《地藏经》，放下小我，静心默念：如是如是，祈祷忏悔，穿越内心的无明吧。

4月16日 21：52 怀孕日记 第79天

七朵莲花

词曲：火风

有一片美丽的海七彩莲花开

可爱的咕噜仁波切向我走来

他问我心中是否有真情有爱

我说我心中有爱七朵莲花开

我盼着所有的人们心中莲花开

我盼着天地之间处处有爱

我盼着和平的鲜花在人间盛开

我盼着没有痛苦没有悲哀

ong a hong ban za gu lu bei ma sei dei hong

ong a hong ban za gu lu bei ma sei dei hong

ong a hong ban za gu lu bei ma sei dei hong

ong a hong ban za gu lu bei ma sei dei hong

我看到所有的人们心中莲花开

我看到天地之间处处有爱

我看到和平的鲜花在人间盛开

我看到没有痛苦没有悲哀

ong a hong ban zagulubei ma seidei hong

ong a hong ban zagulubei ma seidei hong

ong a hong ban zagulubei ma seidei hong

ong a hong ban zagulubei ma seidei hong

　　自从昨日在网上偶然听到这首由中国山水画家杨彦老师和歌手火风共同创作的音乐作品《七朵莲花》，就情不自禁浸润沉迷了一天一夜：很有治愈能量与芬芳气场的一首大爱音乐，充满了温暖的意境与美好的向往，向我描述了梦中天堂的样子，心中果然有莲花次第盛开，幸福得热泪盈眶。听到这首心中的歌，恍然忆起自己多年前的座右铭，也是沃尔特·迪斯尼的名言："我是一个使地球变成乐园的人，我要过一种使人间变成天堂的生活。"

　　我怎么忘记了自己儿时的誓言与愿景，我怎么可以放弃温暖世间、照亮他人、幸福自身、传递快乐的梦想和责任？怎能在经历了一些创痛艰辛，耳闻目睹了一些社会人性的阴暗险恶之后，就不再热忱、不再信任、不再感恩、不再单纯、不再付出了？

　　我忘记了我就是爱，我就是光，我就是和平的使者和创造一切的源头。这首歌曲唤醒了我内在的感恩与爱的能量，这些年来那些帮助过我的人们和那些温馨的往事潮水般向我涌来……我豁然明白：对幸福美好的世界要有一份永恒纯净的信念。

歌声伴随我的思念和祝福，忆起一个朋友曾经陪伴我的那段旅途岁月，还有他沿途拍下的照片与他画的作品。那时的我是多么快乐和纯净啊！今晚，在歌声里写下我的思念与祝福，生命是如此的美好与珍贵。

最亲爱的宝宝，记得无论以后你的人生经历如何的黑暗与不堪，都一定要善良，一定要信任，一定要坚持自己的梦想，不要轻言放弃，愿你拥有勇敢健康的人生。晚安！

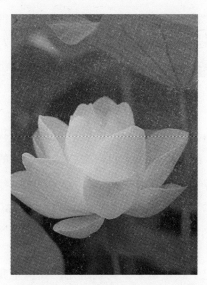

青莲

4月21日　10：03　怀孕日记　第82天（上）

　　前天听一朋友谈起我的网络孕记，说我过于直率和感性，笔下文字总透着林黛玉似的多愁善感。我不禁哑然失笑：不少人盛传我身上有着王熙凤的辣姐风格与妙玉的出世气质，看起来有些强势和酷傲的熟女何时会像林妹妹般忧郁而幽怨？后来转念一想，豁然意识到自己是九型人格中的四号：追求独特与不俗的外表下是一份与生俱来的严重缺失感与分离感。

　　正是这份分离感使得我们四号对精神层面的追求以及对真实性的探索比其他型的人都更坚持和强烈，坦率得让人难以置信。同时四号还有另一个面向：这个世界永远不够完美，而不够完美本身又创造出一种残缺的美。所以，四号是会审美的，懂艺术有品位的，敏感而梦幻的。

　　因此对四号而言，快乐是愚蠢肤浅的，淡淡的忧伤才是真正的美，并为此而迷恋。因而，四号也总是挑剔的、尖锐的、难伺候的、不易亲近甚至冷漠的。

不过如今我的变化却是如此之巨：我很容易快乐，并且越来越简单随和，越来越享受平平淡淡的生活，享受我的食物与茶，享受平凡朴实的当下，享受寂寥平常的日子和一些细琐温柔的谈话。不再追求完美公主式的精致生活情调，亦不再活在对唯美浪漫爱情的幻想当中，却享受、满足于一个温存的拥抱，并对当下每一刻全然信任与敞开。

我知道这就是四号的蜕变与成熟。以前在天上飞，现在在地上感受泥土的芬芳。

当所有不凡的追求，都变成了平凡的享受时，我们才是在回家的路上，也才是真正的灵性成长。

爱自心灵。感恩这平凡而朴实的生活。而你在我的腹中继续孕育，一切安好。宝贝，晚安。

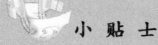

小 贴 士

九型人格

九型人格（Enneagram）又叫九种性格，包括活跃性、规律性、主动性、适应性、兴趣范围、反应强度、心理素质、分心程度、专注力等九个特性。九型人格是一种性格分析工具，能够揭示人内在最深层的价值观和注意力焦点，为个人修养、自我提升和历练提供了更深入的洞察力。

第82天（下）

　　三天忙累充实，晚上实在没有单独的时间、空间静心和宝宝对话，因此空白了三天的孕期日记。陪伴远道而来专程经过广州探望我的福英姑姑，又去医院做了全套阶段性产前检查：宝宝身形初具，已有巴掌大！发育也一切正常，开心！宝贝天天听到我这个活宝妈妈和亲友间的各种搞笑言论，不知可否培养出你的幽默细胞？

　　送走了姑姑，昨天又送母亲到火车站，母亲要先返程回老家。想起又要和母亲分开一个月，想起她长期对我的悉心照料，就忍不住想叩首跪谢父母恩。我们习惯性拜佛拜庙拜孔子，却从未真正恭敬虔诚地好好跪拜叩谢一下我们身边真正慈悲的佛菩萨——生我们养我们无私奉献的父亲和母亲！此乃不敬，亦不孝。感动惭愧之余，献上自己作为护身符的最心爱的白金项链和钻石吊坠，以此作为母亲节礼物赠给我亲爱的母亲，望她幸福健康，火车上一路平安。

和母亲分开后，仕隐君带我游览了一番，闲逛了公园、花市和广场。赏心悦目，优哉游哉。平常人的生活自有平常人的幸福，告别了曾经在深圳风风火火奔忙打拼交际应酬的繁华而小资的生活，闲适地体验孕期母亲所特有的温馨平淡小日子。

　　黄昏时分，仕隐君终于选到了我所喜欢的结婚礼物，喜悦。我们的结婚没有庆典仪式，也没有专门的婚宴花车，我甚至拒绝了钻戒，只要一份特别的礼物。应母亲的要求，已随意找了家工作室拍了婚纱照作为纪念，却不愿刻意去摆婚宴、着华服等。只是作为礼貌和孝道准备回老家请长辈亲友们聚餐，向他们交代一下。这才符合我的务实风格。婚姻意味着平淡健康的小家庭生活，那些所谓的风光排场都是秀给别人看的，中国人最讲究虚荣和面子工程，而我素来不接受这一套，无论嫁得贫富，都不愿在婚礼排场上去大费周折，浪费人力物力财力，只为秀一场风光。更何况现在有孕在身，更是坦然自在简单过。我就是个崇尚真实简单自然随意的人，不希望为了别人的看法、评价和期望而活。做人永远不要活得太累，更不用太矫情。

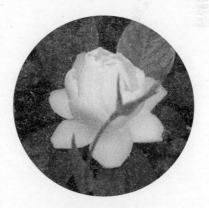

后花园中的栀子花

今早醒来，家里的花园一片芬芳。春夏交替，栀子花都开了，白色的，像安静的蝴蝶。我们的生活，又开始了幸福的节奏。亲爱的宝宝，妈妈会越来越柔软和敞开的：因为，有对这个世界的爱。

4月22日　20：26　怀孕日记　第83天

　　日子一天一天过去，不觉中孕记已写了四十多篇，心里越来越温暖，越来越自在，也越来越安定。对身边的人和事物也越来越能体谅和理解，情绪和心态也越来越健康平静。

　　其实我素来没有写日记的习惯，只是在35岁这一年终于结婚怀上一个孩子，不得不说孩子的到来对我来说是个弥足珍贵的人生礼物，而且这个礼物我盼了10年。因为这是我人生中最大的一个传奇，所以我要为这个传奇宝宝写下身心感悟的孕记，坚持不易，特别是在我这个高龄产妇备受折磨的身心状态下，终于一天天挺过来，慢慢稳定。同时感谢一直在网络上关注和鼓励我的朋友们，更是让我不敢懈怠。在孕期简单有限的生活空间里逐渐充实丰盈自己的内心世界，让自己的人生更有意义和深度，亦是难得的静态修炼。

　　我终于慢慢领悟到：其实你就是你自己的老师。有些老师会教你一些方法，但他们只是那个"指月亮的手指"，而真正的月亮就在你心里。在修行的道路上，只要你愿意完全倾听和跟随你内心的声音，就不再刻意需要任何老师，除了你自己。宝宝你也一样，就在你来到这个世界之前，存在就已经给你安排好一切了。等你长大后，有一天，你终会发现，整个存在都是你的老师，你不用刻意再去寻找，因为一切的答案就在你心里，你从来都不会孤单。

虽然已有过不少担当不同文化领域讲师的经验与资历，但从一名讲师转型蜕变成一位实践派的灵性导师，却是一个十分艰深的考验和工程，我想我正在这个实修的过程中，因为这才是我的终级使命和道路，其他一切都是铺垫。

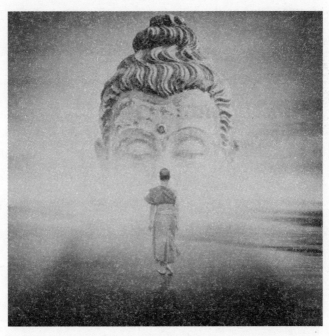

归途

也许连这个想法也不要刻意，做回自己，成为你自己，什么也不是，什么也不去成为，反倒是真正悟道成道了。一切老天自有安排，该是你走的路，无需须刻意地追求。

　　今天在网上听到一位朋友分享的歌曲《传奇》的英文版，的确是更加辽阔深邃的一种生命境界，在此日记中分享，献给我腹中的传奇宝宝。妈妈爱你，深深的联结，感恩这无常的生活和奇妙的命运，还有慢慢开花的心灵。

4月25日　21：15　怀孕日记　第87天（上）

　　昨晚在网上看了一部美剧，忘了时间和空间，感动得一塌糊涂，来不及写孕记就入睡了，早晨醒来，泪湿了一片。这是一部关于人性、性爱和生命的人伦电视剧。那些看似美好幸福的家庭以及光鲜体面受人尊敬的身份职位背后隐藏着太多悲伤压抑丑陋罪恶的人性。人性是复杂的，而人又是最善于伪装和掩饰的动物，我们看到的永远是阳光，却忘记了阳光背后的阴影。

　　事物永远有阴阳两面，所有的强者都是以各种难以想象的不幸来成就的，也许这就是人类生存的真相，因此我们更需要放下评判和审视，只需要慈悲和接纳，因为人类所承受的各种苦痛，都只在各自的角色和生命里上演。把那双指责别人的手放下，看看自己内心是否也有阴暗的黑洞，是否自己就真的完美无瑕。

　　片中主角是美国一代妇产科医圣，治愈了不少不孕不育的夫妇，也挽救了太多濒临死亡的婴儿及母子。可是他自己却是个精子有问题很难生育的丈夫，并且内心无法面对这一问题，让其妻子以为是她自身问题煎熬数年无法生育。后来通过他的精子库试管孕育了一个宝宝，难能可贵之际，胎儿在六个月时意外流产，让这个家庭遭受巨大打击，其妻亦失去了自信和生活的勇气。他们长年没有正常的夫妻生活，压抑而痛苦。还有经该医生治疗的那些患者，从名流、白领到妓女甚至同性恋者，她们的生活因为不孕而失去了健康和快乐的权利。

我在片中看到：不孕不育对一个正常的女人来说，是多么深刻的绝望和摧毁性的打击，甚至在婚姻家庭里会产生多么可怕而无助的危机！而发生在医生身上的不孕和夫妻生活障碍，其实深层次原因是心理问题，或者说是他的原生家庭和他母亲的人格影响所造成的。整部片子最终是关于他个人身心疗愈的全过程，而我更深地体会到原生家庭尤其是强势母亲给我们人生所带来的巨大影响，甚至可以影响到我们终身的幸福健康指数与爱的能力！

还有一点很深的感触：一个生命的形成，是由数亿个精子中最强壮的那一个，经过近两个小时的生死游弋与全力奋战，赢得最后成功结合卵子的机会成为受精卵并发育成胚胎的过程，而其他数以亿计的精子却全部死亡在这通往生命之门的路上。不得不说生命是一个奇迹，每一个宝宝都是来之不易弥足珍贵且不可复制的胜利者和强者。他们为了来到这个世界，经历了多么顽强不懈的努力，我们没有理由不对

开始创业。不怕你坎坷，不怕你失败，不怕你受伤，因为这一切才是最好的磨砺与教育。

放心，有妈妈在这里，一路陪伴你成长，等你长成一株坚强独立的竹子，迎风而立，期待，寄语，晚安！

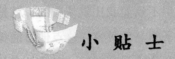

小 贴 士

华德福

1919年，德国人鲁道夫·施泰纳根据人智学的研究成果，为依米尔默特的香烟厂子弟办了一所学校，并以香烟厂的名字Waldorf Astoria命名为Freie Waldorf Schule（德语）。华德福教育以儿童发展的内在秩序、方向和智慧为依据，重视人的身体、生命体、灵魂体和精神体的共同发展，针对人的深层意识进行教育，让儿童找到自我定位和人生方向。

"凡是我们能做到的，都是我们用心去做的；凡是我们做不到的，都是我们用头脑去做的。"这是一句智者的话，让我豁然开朗。听到这首《无以伦比的美丽》，感受到这位90后唯美嗓音唱出的忧伤与纯净，心里栖息的蝴蝶便开始翩翩起舞，让我想起我们的人生。

在这段无为而沉默的时光里，我再度全然体会到宁静的气韵，我不仅想起素速的那句话："宁静总是能给我方向感，静心则是这个世界上最美丽的沟通和疗愈。"拨给自己充分的时间与空间，对自己的意图生出坚定的信心，无论做什么，都会有进境。是的，它不仅深化了我内在的慈悲与温暖，并且柔化了心中那棵生长多年而倔强愤怒的种子，让我不再感到孤独和失落，而是与整个存在浑然一体，没有分离。

这一切，都是因为你——腹中的宝宝，让妈妈拥有如此放松和静心的时光。妈妈在深沉的宽恕和体谅里慢慢接纳了你爸爸，接纳了这段姻缘与命运，并能从新的角度去看待这段关系中的正能量与成长方向，生命中的一切都是向善发展的，只要你有颗足够柔软和包容的心。一切取决于你的内心：是否温暖，是否有爱，是否有能力爱上一切事物和因果，而不只是某个特定的对象。

无论如何，我们总是可以把注意力放在喜悦上面，即使命运无常。像大师一样过好最普通的日子吧：当下完美无憾。感恩宝宝——你选择了这一世来投胎到我腹中，生命中最深刻的联结与缘分，由此产生，感恩你的到来，妈妈爱你！

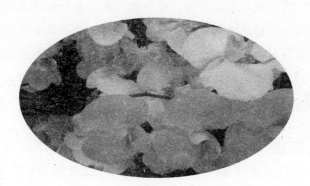

蝴蝶兰

4月27日　21：50　怀孕日记　第89天

　　三个月的孕早期终于安全而顺利地通过了！宝宝的四肢器官内脏基本具足并正常发育，可以在羊水里游动呼吸了！现在已进入孕期第四个月。明天，我就要参加为期一周的多元合一催眠治疗课程，在那美丽的罗浮山度假村，深层清理自己潜意识里的负面情绪，从而可以更加丰富地完善与整合自己多年在灵修领域的研习和体悟，不断修正改善自身短板，研发出更多元的课程体系，走出一条属于自己的道路，并逐步成为一名实践派灵修导师。

　　这是我对自己下一阶段的规划和期许。并且选择在这个阶段参加这样的课程，更有一层胎教的意味。在结束了前三个月身心的种种不适，并以稳定平和的心态进入到催眠课程，一切都是那么水到渠成、顺理成章的自然与完美。带着喜悦，结缘这一特殊领域的课程，是我和宝宝共修的福报。不过这一周下来，从早到晚，是否有充足的时间、空间来写日记，就不得而知了。期待！

　　今天接待了一位读经妈妈，准备六月份正式成为我们书院的读经老师，特别慈爱祥和、朴实善良，是位真正学佛的修行人。虽然文化层次不是很高，却有相当的内涵与修养，这就是学佛人的心性和素质。她能来工作亦是书院的福报。感恩！

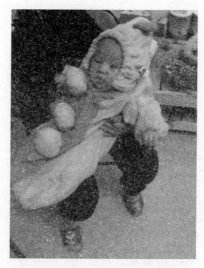

春节拜年的"豌豆宝宝"阿童木

5月4日　20：33　怀孕日记　第96天

　　五天五夜的封闭训练营结束，让我整整一个星期没有充足的时间来记录日记，这样也好：生命的留白往往是一段深度静心的空间和时间。今天回到小别而熟悉的家和书院，方知这一周的体验营不过是关于生命真相的感悟与提醒，它是一段爱的祝福，只有今天结束课程后回到生活本身，才是我们修行功课的开始。就像我一直都明白：生活才是我们真正的道场，回归生活本身，无从逃避。

　　今天开始重新认真地研读讲义，再度感受到第一天上课时打开首页卷首语的震撼：那是自多年来最触动我心灵的一首诗《我想要知道》，此刻读来依然热泪盈眶。

　　晚饭后，与仕隐君牵手散步，一个人又独自行禅，我关注并感受到门前一棵松树的蓬勃生命与喜悦姿态，心情再度柔软、感动和芬芳。回到书院开始聆听葛吉夫能量音乐，时光仿佛静止。

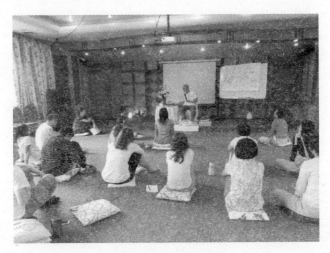

《多元合一催眠》课程

　　在这五天的催眠课里，不曾体会到任何悲伤和难过，倒是在"小我镜子"的练习和呼吸课上，不断地涌出淡淡的满足和感恩。我知道自己腹中的宝宝是我现在随身携带的一个小小"净化器"，神奇地转化与疗愈我的身心，他一定是个"高灵"，拥有不可思议的爱和温暖的能量。因此，在第四天晚上的卧式呼吸体验里，当老师把所有宇宙间的"指导灵""先知""守护神"请进我们的能量空间时，有生以来第一次开始感受强烈的身心高频振动，第一次完全投入地敞开整个身心，体内好似无边无际般拥有整个宇宙，全然地迎接、臣服与感动。虽然知道自己躺在地上只是呼吸无法动弹，可在意识里，我却用我的整个身心来拥抱、膜拜、哭泣和感恩宇宙间所有的高灵与天使。

　　那份感恩是无法言喻、毫无边界的深广，因为35岁这年所孕育的这个宝宝，这个充满祝福与能量的生命。那份喜悦，那份宇宙的关怀和慈爱，流淌在我体内，让我的眼泪像河流一样幸福地流淌……醒来后，心脏以前所未有的强度在胸腔里清晰有力地跳动，仿佛安装了一个起搏器一般，难忘的体验。

让人惊喜和意外的是：在课间休息及行往食卧的体验里，在另一位老师的星盘点化与启示里，我对自己人生的功课和现状豁然开朗，并在老师的体验课里观照到自身的问题，有了更多的洞见与体悟，重新意识到自己的脆弱与恐惧，当下的觉察是自己最需要去提升与修行的地方。

感悟不少，路还长。这个世界上其实每个人都有自身的局限性，而我们往往习惯用这个局限性的人生视角来观察、面对、体验和评判其他人甚至整个世界，无论你修行多么高，无论你是谁，永远都有局限性。你只有不断地修习自己的接纳性，在阅历和成长中放下评判，看清自己，才能理解这个世界。

放下头脑，活在当下。这句话每个人都在说，但却很少有人能时刻去觉察并做到。八个字，是真理，修行人最终修的就是这个当下，这个空性，这个不染尘埃的本心。红尘万丈，无所遁形。

此刻看到书院的每个孩子，他们的眼神和脸上都有纯净的能量在流动，我的心里充满了爱的暖意。一个一个去拥抱这些小小的身体和灵魂，不得不说：生命是一个奇迹和祝福。他们让我如此温暖，一如我人生里每一段或幸福或悲伤的过往，永远都是宇宙给我们的礼物。一切都是最好的安排，所以就笑着接纳吧：用一颗单纯的心，感受当下的宁静，迎接生命的丰盛和流动。

宝贝，昨夜与你爸爸温存的联结你一定能感受到：你的父母因为你的存在，是如此的幸福与相爱，即使生活依然艰辛而无常。妈妈现在也越来越柔软，越来越敞开，因为有你。

好了，宝贝，让我们带着满满的幸福与爱，入睡吧，晚安！

哺育手记

当时参加这次催眠课程，身心灵全然体验到宇宙高频能量的强幅振动与高灵天使光行者的护佑加持。躺在垫子上闭目冥想的那一刻，白光笼罩着我，身体里升起一股巨大的感恩能量，全身也止不住地剧烈震颤，喜悦的泪水肆意流淌……一个声音从心轮发射出来并反复回响：产后的我要为宝宝出版这本正在进行的怀孕日记，请求我的指导灵及所有的天使指引，并以宇宙间的一切善缘助力来实现和成就，成就我们母子连心的灵魂之旅。同时我也感应到整个宇宙能量合一到腹中的胎体，并用慈悲包容的加持力来回应我的心愿。

如今看来，宇宙正以它特有的方式来协助我、指引我完

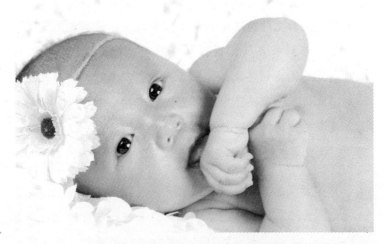

阿童木百日照之裸体花童头部写真

成这一神圣愿望，通过各种善缘的鼓励支持去逐步实现。深深感恩的同时我再一次惊奇地发现：快满四个月的阿童木，似乎连续两天跟家中佛堂的西方三圣、地藏菩萨及从普陀山请回的杨柳枝观音进行神交和语言沟通。那时的我正准备联系落实出版社，突然看见外婆抱着的阿童木和菩萨对话，就笑着唤了一声："宝贝，帮妈妈问问菩萨，请求护持，看看2015年能否顺利出版怀孕日记？"

阿童木听见我唤他，转过头认真听完我的请求，笑着"哦"了一声，即刻又对着西方三圣叽哩呱啦了几句，然后对着菩萨做凝神倾听状，很快又点头说了几句，似乎在代我向菩萨请求护持！如此两三个回合，他终于舒了口气，回过身来朝我微笑并重重地点点头！我和抱着他的外婆简直不敢相信自己的眼睛，忍不住又问了他一句："可以吗？真的吗？"他再度点点头，好像有点累了，不愿再多说什么。第二天我们又看见他换了个菩萨在"交流"：这次是地藏了，只见他时而倾听点头，时而从容启齿，时而快人快语，时而笑纳沉思！我们全家都惊呆了：一个四个月大的婴儿竟与菩萨"对话"！若不是亲眼所见，大家都会觉得这简直是个天方夜谭的神话！而这些无法言喻，更无法一一列举的"神迹"，就发生在我们的日常生活中，发生在阿童木身上！

佛子的灵性正在一天天显露，甚至四个多月的他，已开始叫我"妈妈"！他已会搂着我的脖子特别亲密地主动亲吻我的脸颊，撒娇，还可以自己双手捧着奶瓶喝奶，并常常安静地看爸爸写字作画，一言不发地陪伴我整理自己的书稿作品。虽然一身肉肉，但听到音乐就会手舞足蹈摇头晃脑，哭闹时听到能量音乐也会安静下来，经常看到他边听音乐边冥想的样子，眼神好似大人般的透着几丝忧郁与深思。朋友们都说这是天性加胎教的结果：灵童就是这样孕育产生的！

5月5日　20：45　怀孕日记　第97天

从今天开始进入孕期第15周，这意味着我开始进入孕妇瑜伽阶段：和自己的身体及呼吸在一起，做"孕"动！晨起行禅，练习"天地人"呼吸，上午阅读林老师的书籍，温习《多元合一催眠》讲义，尝试在催眠音乐中静坐并练习冥想呼吸和自我催眠。一天都沐浴在葛吉夫能量音乐中，下午三点开始在办公室修习简易的孕妇瑜伽。晚上继续静坐、阅读，静心而舒缓的节奏。

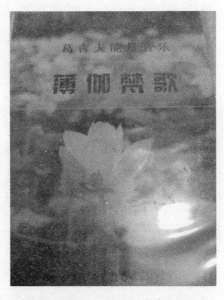

葛吉夫能量音乐专辑之《薄伽梵歌》

音乐和旋律总是能平抚我内心的情绪。终于意识到疗愈并不是寻找答案，而是练习观照，不管不顾地全然和自己在一起。只有疗愈了自己，才能疗愈生命里的一切关系。

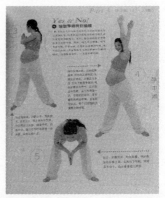

不记得谁曾说过"没有智慧的人，思想漫无边际；拥有智慧的人，停止思想。"的确，正如一闺蜜电话里所言：怎么我怀孕了以后好似开悟了一般，拥有如此幸福而温暖的心态？是的，成为一个有温度的人，真实而坦然地存在，尊重一切自己所不理解的人和事物，才是难得的心量与功德。这话是素速说的，也许这会成为我孕期的常态吧，就如

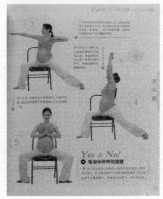

孕妇瑜伽简易操图片系列

同昨晚的日记一般：喜悦、宁静、芬芳的能量。

当然，还是要分担些书院的工作，协助和支持一下仕隐君——这个操劳过度单纯执着的男人。其实，和这些孩子们在一起，是一种很大的福报，即使辛苦亦是心性的滋养。

一切都会越来越好的，只要我们能修出一颗慈悲的心。就让我如一只优雅的天鹅，从容寂静地独舞吧：活在当下，悦纳生命。

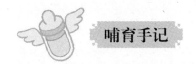
哺育手记

　　瑜伽操可以在孕期做，也很适合婴幼儿期的亲子互动。阿童木出生一个多月后，我就开始教他练习婴儿瑜伽和亲子健康操，还带他一起去养生会所做艾灯薰灸。亲子瑜伽和专业的儿童灵性按摩则放在每日给他洗澡之后进行。在英国，父母都非常注重婴儿瑜伽，所以他们家庭里的父母与孩子沟通相处的模式既亲密和谐，又健康平和。近期我还进修了无声催眠——灵性按摩的系统课程，用来慢慢释放和化解孩子自母体带来的原始负面情绪，从而建立更好的亲子连接与孩子的心理安全感。由此我更深地体会到灵性按摩结合瑜伽，无论对孕妇还是婴儿，都是深层次的放松、滋养和疗愈。

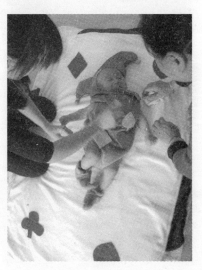

阿童木百日照拍摄花絮

小 贴 士

孕妇瑜伽

瑜伽是一种修身养性的方法。对于孕妇来说，修养性情更为重要。瑜伽认为怀孕是吉祥的征兆，即使遇到挑战，也是快乐的体验。孕妇瑜伽不但能让孕妇健康宁静，也可以让胎儿身心安康、智慧平静，帮助孕妇在身体和精神上做好诸多准备，顺利度过孕期。

5月7日　21:13　怀孕日记　第99天

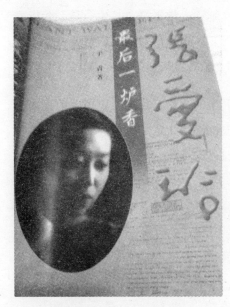

张爱玲《最后一炉香》封面

　　连续数日的阴雨天气，凤凰城岗亭和小区门口都布满防恐巡逻的路警。今日静坐和瑜伽后心情却不平静，怅然若失又好像在寻找着什么。寂寞之余发现办公室一隅静静躺着那本张爱玲的《最后一炉香》，那是母亲回老家前翻看后随手放下的，而我却似乎被某种渴望牵引着，走向它，坐下，打开，翻阅，一些尘封的记忆慢慢浮上心头…

　　曾在高中时代我就读完了《张爱玲全集》，这个华语世界蜚声海内外拥有绝世才华的传奇女子，这个七岁便能读译《红楼梦》的大家闺秀，以其罂粟般沧桑而华丽的忧郁文字，大气而决绝地演绎了一个时代下人性的绝望与无助。

　　在二十年后宛如久别重逢般再读她的文字与生平，突然没有了那些病态的悲凉与凄惶，倒是多了些静如秋水的宁静与淡定。我好像对她的经历、她笔下的文字乃至我们每个人的一生有了一种洞若观火的了悟与体谅。人生的一切都不可逆转，正是因为不够完美和无常，才会有那些铭刻于心又无法回头的执着与绝望。越读心越平静："生命是一袭华美的袍子，上面爬满了虱子。"张爱玲对命运的解读，看似悲观，其实却有着佛家般宿命的智慧与豁然。

　　宝宝，接受和理解人生的真相，你才会更勇敢地直面这个世界。人的命运和福报也许是注定的，但面对一切时的心态和智慧却是可以自己把握的。慈悲就是爱，晚安！

5月8日　21：24　怀孕日记　第100天

　　昨夜到今日，宝宝好像一直很难受，感觉总在我腹中翻腾搅动，我睡不好觉，下腹部一直痉挛抽痛，好像子宫也隐隐下坠疼痛，不知何故。早就满了三个月，之前这里也很少持续痉挛隐痛，难道宝宝有情绪，想告诉我什么讯息？

　　我深知宝宝和我一样是通灵的，而且我们母子总是心有灵犀。可从昨晚开始我就心神不宁，老想要出门寻找什么。今天下午忍不住逛到了凤凰城的交通中心，好奇而随意地打量每一家特色的商铺和店面，然后闲散无心地走进了一家易经命理饰品店。做梦也没想到，当我和店长随意攀谈之后，自傲冷静、粗通易理又不乏阅历的我再也无法气定神闲：我被对方精准独到的五行八字及命理剖析所吸引，他甚至把我目前的婚姻状况和仕隐君的命理也推算得十分到位，并提到我腹中宝宝不可思议的福报与业力。

　　我的企图心、价值观、信念追求、使命业力以及我奇特的命理，被他句句言中。看来命运这个东西，真的无从逃避。而这个神奇的宝宝的确能够疗愈转化我的情绪压力并在能量场方面帮助到他爸爸，但他自己却注定要背负父母太多的业力，所以孩子出生后的健康与运势会受到我们的不利影响……为了宝宝——我命中注定最神奇的礼物，今天妈妈为你请了补你五行、佑你健康成长的绿发晶腰链和手链。有些东西，需要愿力和信念的支撑，而稀有绿发晶充满了神秘的正能量！

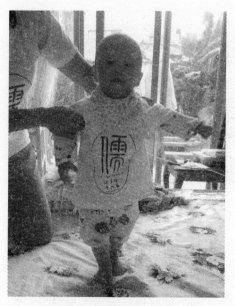

身着书院校服的小小灵童阿童木

今天有人为我揭示了命理暗藏的天意与玄机，我也更进一步看清了自己的姻缘与宿命，对上苍赐给我的这个灵童，更是倍加感激与珍惜。选了下周一这个吉日，订制好的绿发晶母子佩饰即可开光取戴。感恩，宝贝晚安！

5月9日 20：44 怀孕日记 第101天

　　前几个月研习了七彩脉轮色彩能量学，近几日因林老师书中提及的花精而对花精疗法产生了特殊的兴趣，今天找遍了网络上的相关知识及资讯，才明白花精疗法完全不同于自己前几年学习并一直实践的精油芳疗。突发奇想地认为色彩能量花精疗法其实是可以自然融合且深度强化身心疗愈效果的，并且很想亲自制作花精口服液，就如同当初自己用心调配的精油香水一样，幸福优雅的女人永远应该拥有属于

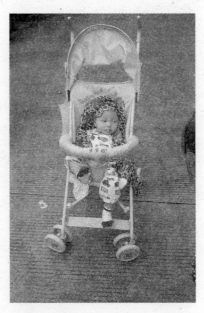

婴儿车中的"阿拉伯小王子"

自己的灵性芳香生活！只是孕期有所忌讳，香事花精都只能暂缓，我那骨子里不可救药的浪漫总是不肯让我的内心安分起来，特别是能唤起灵性体验的美好事物，苍天：宿命的四号人格！

一天都沉浸在葛吉夫能量音乐的专辑之一《薄伽梵歌》之中，印度古老乐器西塔尔和引发脉轮振动的天籁吟唱，静静地敲打着我的灵魂。

我在傍晚时分开始打坐，进入无意识冥想，并尝试今天刚刚接触的呼吸升降法，全神贯注体验任督二脉真气流通循环的清透之感，很快就有了空的体验，好像入定了一般，失去了对外界的反应。等睁开双眼自然呼吸以后，顿觉神清气爽，心静如镜，全身舒畅。

感谢这美妙音乐和这特别的呼吸疗法，无思无虑、放空的感觉真好。现在习惯很温柔地对仕隐君讲话，习惯亲吻、拥抱和撒娇，习惯平淡却温馨的陪伴，包括牵手散步，促膝谈心，握手而眠。我知道这些小女人一样的温存感是宝宝带来的，它一直在转化和改变我，让我的内心越来越柔软而芬芳。

我的小宝贝，只要有你在，无论什么样的环境，妈妈都会幸福优雅、从容温润地生活下去！爱自心灵！

小 贴 士

花精疗法

花精是花朵的水溶液。花朵是植物的精华，蕴含着独特的信息光波。所谓花精疗法就是将这种信息光波采撷下来，保存在纯水中，再通过一定的步骤释放其中的能量波频。这种能量波频具有疗愈功能，可以让人体的代谢系统及精神和心灵产生和谐磁场，达到最佳状态。

5月10日　21：22　怀孕日记　第102天

　　生活有时教会我们刻意的肤浅与单纯，因为这样面对一切会更容易。昨晚奇妙荒诞的梦境竟然好似一部3D版趣味动画片，情节跌宕起伏，醒来后匪夷所思却开心得很：这应该是腹中宝宝创造力的杰作，我是绝没有这么搞怪的三维动画头脑的！

　　看来这宝宝天生就古灵精怪，相比于我是青出于蓝而胜于蓝。下午播放了葛吉夫能量音乐里的动感舞曲，宝宝没什么反应，我的心境也很平静。或许宝宝和我一样，是不易受外界影响和干扰的，相信他对自己的命运也早就有心理准备，谁让他有这样一个不同寻常的母亲呢。那天那位命理行家所言，关于我、仕隐君还有宝宝的命运，他在我体内已经听到了，因此注定要用一颗坚强勇敢的心来面对他异于常人的一生。有些东西，我们明明已知道结局，就如同生死、情感、因果，却还是会固执地坚持单方面的用心与努力，或许这就是宿命吧。

在成长的岁月里我已渐渐得知：那个在冥冥中观看人类游戏的上苍才是最顽皮的——他专把一个人所渴求的东西放得远远的，故意撩拨你的心，或者在你不经意时让你失去最珍贵的东西，并终生怀念。否则，人生又如何充满悬念呢？

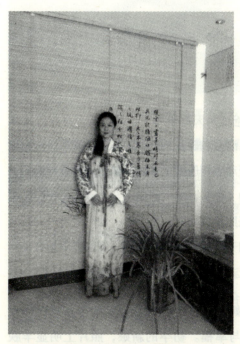

家中客厅襦裙装留影

回想起曾在兰桂坊品尝血红玛丽的那些夜晚，还有以前做品酒师开酒窖的日子——穿着各色各样的旗袍，披着紫色流苏披肩，满头棕色卷发或盘或绕摇曳生姿的婉约日子，让不少客人以为我是典型的上海女人或海归华侨：精致优雅，浪漫风情。而今返璞归真平淡朴素的我，倒是更简单更轻盈了，有了禅修少女般的心境，少了浓重的伤感与忧郁，该做个温暖安静的母亲了。放空头脑，休息吧，一切都如此安适：宝贝晚安！

5月19日　20：59　怀孕日记　第111天

　　晨起，感觉有堵滞的能量卡在心轮的位置，可能是近期经历了一些特别的人、事与能量碰撞，最重要的，是心疼仕隐君诸多不顺的境遇和他不被人理解的辛酸付出。

　　昨晚睡前与他进行了近三个小时的静心对话，让他回顾了自他童年时期至今所有的成长经历。他具有过人的才华和文化知识水准，是个完全活在自己世界里的读书人，却不曾真正懂得与这个世界、与环境和人的深层联结。所以他是孤独的、执着的，是不被理解也很难理解他人的一位理想主义者。感知和联结便成了他目前最大的功课，他亦坦率而诚恳地承认了这一点，并尝试去改变。

　　我和他的心越来越近了，这得感谢你——我们的宝宝，那份发自心底的慈悲、柔软和温暖让我更加坦然地接纳与关注着他的一切，即使他在生活习惯上仍旧不堪，以及固执偏

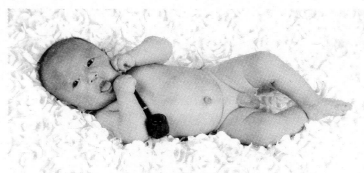

阿童木百日照之一

执的行事风格，可有才华的人总是有些让人难以想象的短板，不是吗？命中注定与他的结合并孕育圣童，上苍自有深意。我在内心默默地支持和允许着他所有自由的意愿：生命本就是一个不断实现和摸索的过程，即使明知他在辛苦地走弯路，或许会善意的提醒但不再去阻止。这个好奇而勇敢的大小孩，他想坚持自己的方式，就让他自己去探索吧，转变应该是发自内心的意愿。人这一生所需要的就是成也平淡、败也平淡的定力，人活一世也是来经历考验和磨难的，来看一些稀奇的。大富贵必有大败落，大喜悦必有大悲痛，大志向必有大代价，人间正道依旧沧桑，生命中最恒常的其实是无常。爱和接纳，永远是每个人一生的功课。

执子之手，死生契阔。那份自恒久岁月中不后悔的坚定，就是幸福。

5月22日　21：22　怀孕日记　第114天

　　《金刚经》有云："凡所有相，皆是虚妄，若见诸相非相，即见如来。"不着相不起妄念，心静如水，万法皆空。放下头脑，抛弃书本，甚至关掉音乐，闭目内观，问问自己的心：你的言行思想有多少虚伪和作秀的成分？你有多少想证明自己与众不同或比别人高明优越的念头？你的每一份付出，每一个念头都全然没有功利和私心吗？你敢坦然承认和面对自己的私心、功利、欲望和嗔恨吗？你真的完全能够接纳包容一切而没有任何排斥指责与分别心，在任何时刻面对任何人和事物吗？

　　当然不是，我们都是凡夫，都有累世的习气和业力，都有短板和功课，只是当我们愿意成长和改变时，当我们成熟勇敢有担当时，当我们活在当下用心投入和付出时，当我们静心聆听和感知他人的痛苦时，我们内在的佛性种子会悄然生长开花并喜悦地绽放，这便是觉醒的时刻：你会深深地感

受到涌自心底的暖流，
那便是与某人某物甚至
万物一体的深深联结，
那便是慈悲和爱。

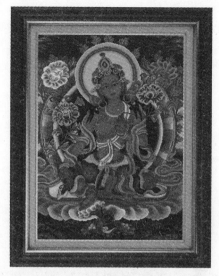

绿度母像

一切奇迹和改变就
悄然发生了，前提是你
要全然地理解、允许和
信任。信任别人就像信
任你自己一样，坚定的
充满祝福的信任就是最
强的愿力。最近我是如
此深切地有所体会，并
且更加沉静和敞开了，也许是我真正开始成熟了吧。我会全
然地信任并支持我的生活和我身边亲爱的人。一切都会越来
越好。无心写字，不执着不矫性，让生命自由流动起来……

5月24日   20：43   怀孕日记   第116天

最近数日特别不想写孕记，倒不是因为身体非常不适，而是一种心理上的慵懒与疲乏，心绪复杂，特别是昨晚，接待完家长眼泪就忍不住要溢出来，辗转反侧的清醒，从双腿渗透到双脚的酸麻、难过。我知道这份酸麻与无助并非为了自己，而是为了仕隐君这一路走来的艰辛且在此阶段的身心透支。虽然我相信

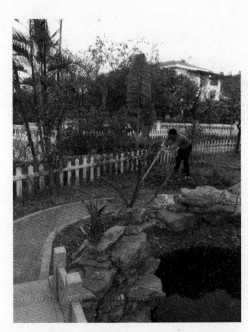

仕隐君在书院花园松土，准备种植蔬菜

上苍在用极端的方式考验他，但我还是无法放下担忧，对身处这个行业的创业者，特别是对他当下境况的担忧。昨日我陷在这种低能量的负面情绪里，一想到过两天我就要离开书院，回老家养胎数日，就再也无法保持那份长久以来"神性的漠然"，的确有些放心不下。

可每个人都只能对自己的生命负责，选择意味着代价，何况现在我还必须对肚子里宝宝的健康负责，这份隐忧无助竟然投射在清晨的梦里，泪湿一片。

连续好几个夜晚，因为特殊节气里孩子们身体的不适，仕隐君不停地起夜看护，闹钟在床头每隔一个小时响一次，我陪着他一起无法入眠。只有当清晨六点多他们出门晨跑后，我才能在难得的清静中昏睡片刻。孩子们课间或睡前那尖锐激动的疯闹嬉戏声，以及每一夜他们起夜的动静，让我怀孕四个多月以来，很难享受安静舒适不受干扰的睡眠。我

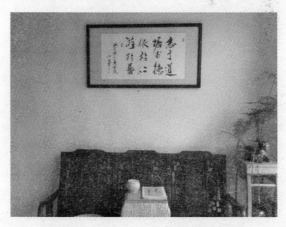

书院办公室一角，墙上书法为仕隐君亲笔作品

们家因为长期没人居住亦没人打理，仕隐君更是不愿我独自面对那空空的房子和几百平树木荒芜的花园。所以在营养和睡眠都无法完全保障的情况下，在无人照顾也无法替他分担的日子里，我必须要回老家一段时间补养身体。毕竟月份渐大，宝宝的健康发育不容忽视。也许不久就会回来，我深知在此阶段，仕隐君更需要一个精神支柱和妻子的陪伴。原来怀孕会让一个女人变得愈加慈悲和坚强。

信任生活，祝福一切吧，万象皆空，静心一处，收回关注，释放焦虑，当下即是放下。

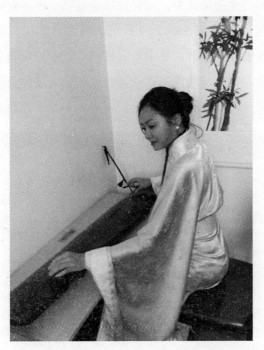

我身着汉服直裾，在琴室静心抚琴

6月3日 10：02 怀孕日记 第126天

前几日回到老家休养，不慎感染咳嗽。昨夜咳了通宵，不得已去医院开了一点阿莫西林，下午卧床昏睡，为了尽快痊愈，又是冰糖川贝炖雪梨，又是枇杷露，怕剧烈咳嗽和缺乏睡眠会引起宫缩，一天都不敢出门，不是静坐看书就是静卧养神。一上午除了读读佛经外，又开始逐字逐句品析《大学》和《中庸》，这真是难得的学习时光。

六十多岁的老母亲日日在外奔走操劳，既要为我在老家摆酒宴请的琐事忙碌，这两天又因为一个姐姐住院手术和远方朋友来访，在医院和酒店两头照顾，简直忙得没有时间休息，直到晚上12点才回来睡觉，并且嗓音嘶哑、神情疲惫。父亲术后身体状态也不佳，却还要照顾我的饮食起居。一家三口都感冒了，我又想起千里之外艰辛操劳、全心办学的仕隐君，无助感再次浮泛心头。

我们看见和所吸引的外在现象，其实都是我们内心的投射，也是我们自身品质的一部分。这一点我深深地明白，并且任何病因都是由一种负面能量的心理模式造成的，正如我的感冒咳嗽，的确来源于前段时间的隐忧、焦虑和恐惧。而那个姐姐的患病以至住院做手术，

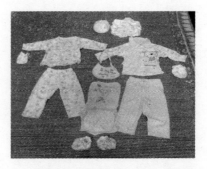

在宜昌老家养胎时，母亲的好友送给腹中宝宝的第一套Baby装

再到她父母的身体状况，也是因为不够爱惜自己，自我价值感低造成的。在她内心深处总觉得自己是个无助的受害者：一方面是处处为他人着想全力付出，一方面又不珍惜照顾好自己，让自己处处压抑、隐忍，最终病倒。我在他们身上看到自己内心亦存在这方面的问题。其实感恩、放松、爱自己才是疗愈一切的良药。我们每个人都弥足珍贵，一个不懂得爱自己、尊重自己、珍惜自己的人，是没有能量去爱别人乃至整个世界的。生病对自身是个善意的提醒，这是一个信号，提示我们要感恩我们充满灵性的身体。

我所要做的，就是放下担忧，活在感恩的当下，接纳并祝福一切，晚安！

6月5日　16：44　怀孕日记　第128天

　　曾经因为家暴在毕业后南下深圳十余年都不愿回家；曾经在父亲的刀棍拳脚和恶骂毒打中倔强叛逆地长大，年少就几欲离家出走；曾经在皈依佛门并又接受传统文化教育洗礼后原谅了父亲对自己年少时身心的伤害；曾经在深圳静养的日子里，差点被父亲用铁椅砸成伤残并处于被逼于死地的险境；曾经屡次看见母亲被父亲毒打得遍体鳞伤……

　　如今我却原谅并尊重他，避免并尽量忘却父亲对我们母女的各种伤害，毕竟他是爱我的，也为我付出了不少。如今他已病痛交加，年老体衰，我更是对他充满了同情。可是让我心碎的一幕今早又再度上演：因为心理失衡和情绪失控，父亲破口大骂并又对母亲抡起了拳头，把母亲逼至门口，他去厨房拿起了菜刀并狠狠地砸在地板上。母亲隐忍无言，我则坐在旁边无助绝望地屏气沉默。以父亲的禀性，这一刻我们若有情绪回应，必会引得他更加暴怒。最让我和母亲担心

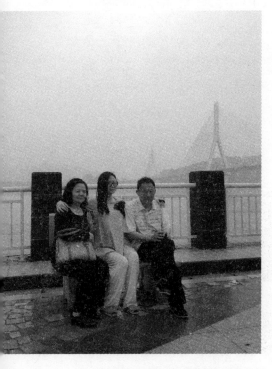

宜昌江畔我和父母的合影

的是父亲因冲动而动手伤害攻击我和腹中的宝宝。所以为了孩子，我和母亲都紧张而压抑地安静下来。一切平息后，我悄然走进卧室，眼泪再也止不住地流淌……

去医院又开了一点对胎儿不太影响的中药：蒲公英和陈皮，为了止咳消炎。心情由愤怒悲伤竟然奇迹般地转为平静释然。还是腹中这个神奇的宝宝，他安抚净化我的内心，总是给我慈悲和爱的力量，让我看到人性的脆弱与良善。是的，父亲纵然有天大的错误给我甚至宝宝造成再大的伤害，我都不能恨他或者怪他。他的性格是基于他年少时的原生家庭以及他内心的自卑感造成的，他情绪失控的时候是因为心魔——这一世他的业障带来的，所以他才会有那么多顽疾病痛并脾气暴躁。他永远是我的父亲，给予我生命并养育我，现在他的生命也进入了风烛残年，我除了孝顺包容外，没有理由去怨恨责怪。他的残暴正是源于他内心对爱的渴求和缺失，人在没有安全感时就会失去理智甚至伤害别人。

宝宝好有爱，迅速转化了我的心境和心态，时时都能体谅感知到身边每个人内心的痛苦，而让我保持那份慈悲的观照与觉察。回到家里，我非常柔和主动地请父亲一起吃饭，他的身体虽然僵直，从他的眼神和表情却可以感觉到几分后悔和内疚，毕竟我是他的女儿。

以柔克刚，上善若水，女人面对一切人和事物都应该用爱和包容来接纳，家庭才能和谐，坚冰才能消融。午睡起来，咳嗽渐轻，第一次奇迹般地体验到胎动：宝宝在我腹中划船跳舞一般，并还伴随他在我腹腔里的心跳……喜悦，这个灵童，真是位不可思议的"高灵转世"啊！

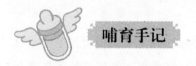

哺育手记

孕期的我完全没有想到，这次父亲的暴力行为以及我自童年起就压抑在心底的委屈和愤怒情绪会给腹中宝宝带来多大的影响和伤害！我当时只以为学佛的心境与腹中宝宝神奇的疗愈加持力让我迅速平复了情绪，化解了怨恨，可是多年内心深处的创痛阴影犹在，沉入到潜意识里的愤怒悲伤情绪并没有得到释放，同母亲对父亲的多年怨恨伤痛一起形成了负面磁场，从而在生活中显化出父亲年老时的各种悲惨而凶险的病况，这就是身心灵系统中怨恨与愤怒的能量所创造出来的实相！而这些潜意识里的神秘能量场让生活中善良的我们浑然不觉，虽然在心理和人伦道德上谅解了父亲，却仍有需要释放疗愈的愤怒情绪和深层情感，即少年时期那个受伤的我需要被看到、被尊重、被理解，需要全然地表达和宣泄自己多年的痛苦与愤怒……只有那个少年的我自由展示、勇敢表达并释放情绪后，我内心僵化的那一部分才能活出来，我的父亲才能够获得真正的自由和健康。

同时最意外的是当时的宝宝亦感应承接了那天我心底的恐惧情绪：父亲的刀、母亲的眼泪，以及我的紧张、无助、隐忍、担忧，全都吸纳到胎儿身上，并且母子连心，阿童木作为孩子忠于母亲的意识而承担了我内心的痛苦，年少时的那个我投射到孩子身上，而我在孩子眼里就变成了我的父亲——那个伤害我的角色！于是悲剧开始了：孩子出生后的两个月内，他的头永远都向后仰着，无法平视和低头，整个身体总翘得像个扁担！而且他经常从睡梦中惊醒，很害怕很受惊吓的样子，每每此时他就会哭得很伤心，怎么也哄不住，只有当我抓着他的小手，很坚定、很温柔地不断告诉他："放心宝贝，没有任何人会伤害你，妈妈爱你，妈妈永远都不会伤害你！"他才会平静下来不再哭泣。那时的他平日也不喜欢我，跟我不亲，总是刻意躲着我，一看见我就有想哭和烦恼的表情，并拒绝我抱他，只要外婆抱却躲着我。我清楚地记得：有好几次他喝奶时看着我的眼神竟充满了仇视甚至怨恨！每一次他的眼神都让我毛骨悚然、浑身发冷，外婆当时也不能理解：为何两个月的

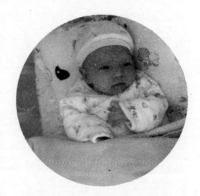

阿童木一个半月时刚睡醒时的样子

孩子会用那样冷冽凶狠的眼神看着自己的妈妈！

那段日子里我特别苦恼和无助，加上产后身体虚弱，更是心酸焦虑不知所措。很殊胜的机缘正好遇上方志明老师的灵性家排系统工作坊，真相才浮出水面，问题的根源终于找到——在体验式家排个案的角色扮演里，像放电影一样让我再次体会到童年时期自己的创伤与愤怒，阿童木对我的感觉就如同年少时我对父亲的感觉一样。当我现场终于宣泄释放了童年时期所有的担忧、恐惧、愤怒、委屈的情绪后，爱和慈悲的能量才从心轮完全开启。紧接着，生活中的一切都发生了不可思议的变化。

那天课程结束后回来，母亲告诉我她做了一个梦：梦见小时候的我和阿童木怎么交叠在一起，分不清楚，然后突然掉进海里死掉了。我明白：这其实是我和阿童木的重生。阿童木也不再有这种睡觉时惊醒哭泣的现象了。他的脑袋和颈部不再僵硬后仰，而是可以轻松地平视并低头了！最欣慰的是：孩子开始对我笑要我抱了，再也没有从前那种仇视的眼神，并且越来越喜欢我、离不开我了！他开始时刻追随我的身影和声音，渴望并享受我的温存与拥抱，也特别地听话，温柔乖巧，看着我时眼睛里满满的都是笑意和喜爱！甚至到了四个月时，如我前面几篇手记所言，他开始主动叫唤妈妈、亲吻妈妈，并和妈妈撒娇玩耍了！久违的幸福感与做妈妈的成就感终于如愿降临到我身上！

还令我感到可喜的是，就在那次家排课程做了个案以后，我父亲的身体竟也奇迹般地健康起来，病况明显好转，身体的能量也恢复了不少，精气神也出来了，并且来到广州和我们一起住，享受一家人的天伦之乐！这是我人生中一段最幸福、最满足的美好时光！现在想来，孕期母亲的心情和状态对于孩子的身心健康与幸福指数会有多么深刻的影响！感恩家排课程，亦感恩阿童木对妈妈以及全家的担当、付出和净化！他终于可以做回他自己，健康自由地成长了！

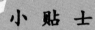 **小　贴　士**

孕期心理

现代医学、心理学研究证明：母亲孕期的心理状态，如恐惧、紧张、悲伤、忧愁、抑郁、狂喜等，均在一定程度上影响胎儿的正常成长和健康发育。胎儿生长发育所需的营养成分，是由母亲血液循环通过胎盘提供的，母亲不良的情绪变化会影响营养的摄取、激素的分泌和血液的化学成分。健康向上、愉快乐观的情绪会使血液中增加有利于健康发育的化学物质，使胎儿发育正常。

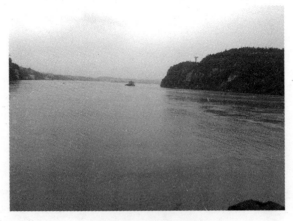

宜昌三峡三游洞风景

念，单纯的快乐，清净的能量。我越来越喜欢亲近大自然，也越来越喜欢独自静坐，在家里看书读经。孕期真是上天赐给我内观静心、养生读经的宝贵旅程，感谢！

随着经典中的文字一点点植入我的慧根，内心的能量越来越充足，无忧无惧，人生的喜乐与平安也慢慢充盈心间。诸相非相，慈悲空灵。

6月12日 21：53 怀孕日记 第136天

宝宝，今天妈妈想好好和你说会儿话，早上做了本月的产检，已经20周了，听到了你的胎心音。伴随着你的心跳和脉动，虽然比较轻柔，却能感觉到你那活生生的气息和能量！

各项检查都没什么大问题，唯独因为35岁头一胎的高龄风险，医生建议妈妈做无创DNA检测，可以极其精准地测出胎儿大脑智力发育是否有先天障碍畸变，是比较科学的专业技术。爸爸在电话里得知后并不赞成，妈妈也决定不采纳进行该项检测的建议，因为我们都相信你是上天赐给我们的礼物，是充满智慧与能量的灵童，并且，无论你是什么样的孩子，我们都会无条件地爱你、接受你，你命中注定是我们的孩子，我们愿意承受这样的因果业力。父母和你，既是缘分也是命运。所以测出来的结果对我们而言，没有意义。那就顺其自然，接受老天的安排，带着美好的祝福与愿力，期待你健康顺利地出世，好吧！

你知道妈妈怀你经历了不少折磨与考验，妈妈至今都没有胃口和食欲；妈妈为了你而读经，学习课程，关爱你爸爸；妈妈因为前期缺乏睡眠和足够的休息，经常坐立行走，这段时间胎盘下坠得厉害，每天晚上都因为膀胱受压肿胀而不停地上洗手间并难以入眠，不得已开始选择尽量躺卧，得以修复……怀胎十月做母亲的确不易！

不过妈妈的心境却越来越平和，越来越无求。在孕育你的日子里，妈妈真的了悟了很多人生的真相，参透了平淡生活的真谛。这是蜕变的历程，亦是开悟回归之路。那份平实、淡定、朴素、柔顺、温暖与接纳，是妈妈在怀你之前的三十多年或坎坷、或风光、或沉寂、或辉煌、或坚强、或洒脱的日子里不曾体会拥有过的，也许这才是真正的幸福。

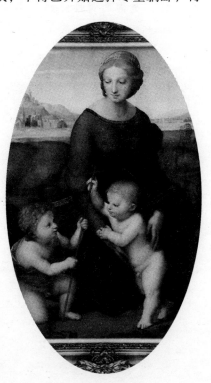

《圣母图》

宝宝，你一定能感受到妈妈以及这个世界对你的爱和关怀。你一定会是个奇迹，妈妈生命中最伟大的奇迹！

以下文字为仕隐君所加

伯夏，爸爸此刻在校对妈妈的日记，你已健康初度，聪明又机智，是爸妈生命的奇迹。爸爸忍不住在此参与进来，我们相信，你一定会向善成长。妹妹也已在妈妈肚子里了，我相信，是你的灵性让妈妈再次坚强起来。伯夏，我的儿子，好样的！

父亲老了，因为患了帕金森，一只手经常止不住地颤抖，又是前列腺炎，又是尿道手术，又是脚病，行动迟缓了很多，眼神和表情也常常显得呆滞。他没什么朋友，除了下棋，一把年纪了还独自跑到长江畔去游泳，让人总是担心。

饭后我独自去散步，恍然看到前面不远处的超市门口，父亲买菜出来、肩上扛着一袋大米的微驼背影。我的心突然一阵紧缩，有种辛酸的难过，让我差点落泪，想起高中时父亲在校门口卖牛奶并给我送饭的背影。那时我是重点高中小有名气的校园诗人，可是父亲因为工作调动成了居委会工作者，并要每晚在我们学校门口卖牛奶，顺便给上晚自习的我送晚饭。当年年少虚荣的我，不愿让学校师生知道我父亲是卖奶工，总是远远地避开他的视线与身影，或沉默着接过他手中温热的饭盒，有时甚至连招呼也不打就匆匆而过，而父亲总是引以为傲地见人就提我，说他有个多么聪明优秀、美

丽出众的女儿
在这里上学，
后来变成逢人
便要夸耀我。
我却一直不愿
接受这样的父
亲，并因为他
而深觉自卑与
羞耻。那时父

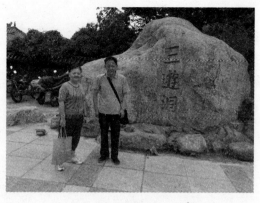

宜昌三峡三游洞父母合影

亲的暴力打骂和喜怒无常的性格也给我年少时的心灵带来了
阴影，直到多年后长大并原谅了父亲，我还是没有深切意识
到强势能干的母亲和我这样一个傲慢任性的女儿对他的冷淡
轻视，让他本就病态可怜、孤独受挫的人格又加深了多少自
卑与郁闷！

此刻夕阳下，再度看到父亲那扛着米、佝偻着背的苍老
背影，是多么刺痛我的心！读书时曾发表过描写父亲和母亲
背影的获奖散文，可那时的我又怎能真正体会这样的背影所
承受的一辈子的隐痛与风霜？又怎能理解这样的背影所折射
出的苦难与沧桑？我又陷入那种无助而绝望的情绪：爸爸，
我能为您做点什么吗？还有妈妈和我身边的亲人，我能为你
们做点什么吗？如同昨夜，在微信上看见孤独憔悴的仕隐君
在周末休息的日子里像个孩子般无所适从，连睡个安稳觉吃
顿美味都成为奢侈，我就内疚难过得捂着被子默默流泪。对
于我身边的人，我是那样担忧和无助，但自己又在孕期，真
的不知道可以做些什么来帮助他们！

看着父亲孤单的背影，我真的有些害怕：怕有一天我真的会失去他们——我亲爱的爸爸和妈妈，那是作为他们独生女的我很难想象和接受的！所以我最不喜欢的就是看到父母的背影，那种消逝感和迷茫感成为我心头永远的一道暗伤，伴随着愚蠢而又美好的年少回忆一起痛入骨髓，无从原谅！

在今后的每一天，我都会好好的珍重您、关心您——我亲爱的爸爸。

宝宝，你也要记住这个背影。

 哺育手记

果然阿童木记住了妈妈的嘱托，他出生后不仅引得外公南下广州和我们团聚，而且对外公表现出格外的亲密、喜爱和在意。同时他的存在也改善了我们全家的关系及和谐程度，外婆和外公不再吵闹，外婆的心态也平和了许多。阿童木真的是个感知爱、传递爱的天

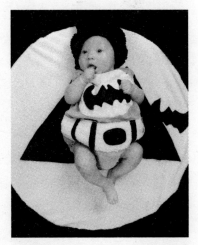

阿童木百日照之小小蝙蝠侠

使！我们全家的灵魂！婴儿的长相，似乎每天都在变！将近周岁的他和之前好似换了一个人一般！这张他三个月时的照片，虽然没有现在帅，却不失可爱！在此分享他成长阶段的照片，亲亲我的宝贝！

6月19日　20：32　怀孕日记　第142天

　　已经五个月的身孕，却还是秀气的小肚微凸，可是身体越日渐乏累了：肚皮撑得又紧又坠，睡眠仍旧十分糟糕，四肢虚弱无力，心情沉闷，眼睛也因为看书看得胀痛，实在无心写日志，每天虽坚持读读经，盘坐的状态却散了，气息不顺，声带也嘶哑，勉力为之，已谈不上充足自在的能量。

　　暗夜里总是担心仕隐君劳累的身体而忍不住掉泪，他每天在电话或微信里总是孤苦无依地向我撒娇诉苦：妻子有时候就像是男人的母亲，特别是心理上。感觉他也如同我的一个孩子，还是放心不下。

　　这次回到家乡，接触到亲友及同学的不少孩子，却发现这些小朋友，无论从性情、气质还是礼貌素养甚至眼神都无法和我们书院的孩子相比。书院的孩子显得格外淡定、静气和质朴，而且特别礼貌乖巧，懂事稳重。那份纯净和无邪的天真亦是在这些亲友的孩子们脸上看不到的。

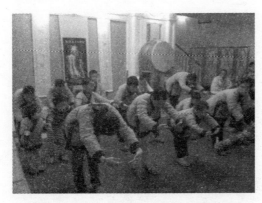

儒童班用传统礼仪演绎手语舞《跪羊图》

让我不太适应的是，这些家乡的孩子们总是比较浮躁，很不安分，恣情随意，开口也总是世俗化的成人语言，自私任性不知节制，对成年人的礼貌和尊重更是不知为何物。这让我很是失望和意外，看来书院的环境和教育对现代孩子身心健康成长具有不可取代的作用和价值！我更加坚定了中国传统圣贤教育的价值观，更加清晰地意识到现代私塾业在中国当代教育体系中承载着多么大的时代使命，扮演了多么重要的历史角色。即使这个行业和应试教育的国家体制学校相比是如此的势单力薄，发展之路亦是如此艰辛，却是中国传统教育真正的出路与传承！不要再被外国人鄙视讥讽为粗俗浅陋的"文化乞丐"了！自己的根脉、祖宗的智慧衣钵都已丢失，还在崇洋媚外，还在物质拜金的贪欲轮回

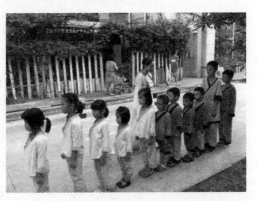

儒童散步时身着汉服，行止有礼

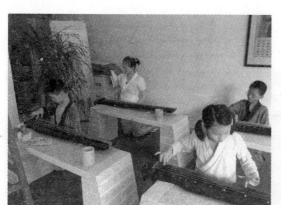

儒生班在书院礼堂跪习古琴

里沉陷，并继续以此方式培养下一代，这样的孩子、这样的国人还有真正幸福健康的未来吗？

现在很少去评判什么，但这些社会和家庭培养出来的孩子们实在没有办法让我感到喜悦和欣慰。宝宝，妈妈将来绝不会送你，去上那些社会上的幼儿园、小学、中学，在那里无休止地考试答卷，只会浪费并残害你弥足珍贵的黄金成长期！我们要做的就是重建书香门第，让你在家里、在我们的学堂里从小就接受圣贤教育和礼乐熏陶，养成真正的君子人格。在教育问题上，你有一对多么明智的父母啊！

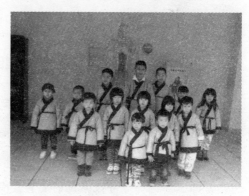

礼堂孔子圣像前，儒童班合影

检查影像：

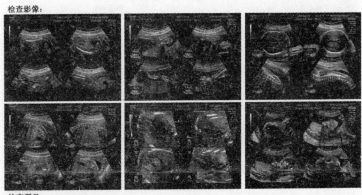

检查所见：
胎头位置：宫底，颅骨光环完整。
双顶径57mm，头围210mm，小脑延髓池4.3mm，小脑横径23.6mm，透明隔腔3.9mm，
左右侧脑室后角3.1mm。
面部可显示，上唇线连续性未见明显中断。双耳受遮掩显示不清。
胸部：双肺可显示。
心脏：心率143次/分。四腔心：十字交叉结构可显示。左、右室流出道可显示。
腹围198mm，腹壁连续完整，肝脏、胃泡、双肾、膀胱可显示。
脊柱：连续。
肢体：四肢长骨可见，股骨长42mm，肱骨长40mm，双手呈握拳状，双足可见，指、趾显示不清。
胎盘附着于子宫后壁及宫底，厚度约26mm，成熟度I级。
脐血管：三根。脐绕颈：无。羊水测值：最大深度 46mm。
检查提示：
单活胎，相当于孕23周+1天。
羊水适量。
胎盘功能I级。

孕6月胎儿B超图

怀孕6个月时胎儿身长约25厘米，体重约500克。头发开始长出。皮肤皱巴巴的覆盖着。胳膊弯曲在胸前，膝盖提到腹部。唇部线条逐渐清晰，牙尖出现在牙龈里。肺部等呼吸系统的发育最晚，直到出生后依然进行。

6月22日　20：32　怀孕日记 第145天

肠胃不适，用眼过度，医生让我好好休养两天，避免用眼。我选择疲乏无味地静卧加散步。今天又有点头痛，可能是气血不足吧，一个人索性去了家附近的足疗馆体验了轻柔的孕妇按摩。全身放松之时观看了浙江卫视超萌、超可爱的亲子栏目《爸爸回来了》，还真是开心，爸爸们的确应该多带带孩子，多体会做妈妈有多么辛苦不易！

最鼓舞人心的是观赏大型励志专业舞蹈评论栏目《中国好舞蹈》，看到那些舞台上坚强执着、绽放生命的舞者，让我对舞蹈有了深一层的理解与感悟：用身体来表达灵魂，用肢体语言演绎变幻的旋律，用无我的全然投入来释放灵性——原来舞者也可以这样充满思想、深度和创意！

栏目评委之一是让我一直深觉诡异的变性舞蹈家金星。她的犀利气场是我所熟悉并不太适应的，可如今身着韩服盘发朴素的她第一次让我看到了温婉亲切、淡定善良的女人味儿。一个人能超越并转化她的性别，并被大众所欣赏接受，在自己的专业领域独领风骚，还能像其他普通人一样收获美满的家庭与幸福的爱情，实现自己的人生价值与梦想，这不得不说是让人钦佩的奇迹！这个世界属于创造者：无论你是谁，你有怎样的过去，你都可以实现梦想，并获得幸福，只要你真的相信自己，专注于你所要的，坚持到底，保持健康阳光和爱自己的心态！

一切皆有可能。

佛经有云：世间一切皆是幻象，一切唯心造。境随心转，物由念生。你就是创造的源头。的确如此！金星的人生，《中国好舞蹈》台上的选手，给了我极大的鼓舞！只要你愿意：生命永远都可以活得绚烂而精彩！

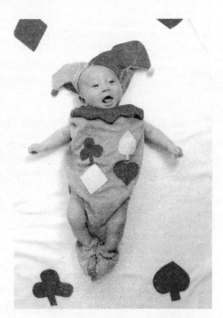

阿童木百日照之扑克小丑明星

6月23日 20:44 怀孕日记 第146天

　　昨晚进入悲惨的腹泻循环拉锯战中，几乎大便失禁，每五分钟去一趟洗手间。腹部一直隐痛，白天头也一直痛，还止不住地反胃干呕。捂着棉被虚弱难过浑身酸疼地蜷缩在床上，直到十二点后才终于昏沉沉地睡过去……

　　早上也清醒不了，全身汗淋淋的，衣服和被子全湿了，虚脱得很。灌了几大杯盐开水，知道又是肠炎和感冒发作了，不能用药不能正常进食，只能喝点清粥。一直这样晕沉沉地睡着，连死的感觉都有了：夜间到白昼，噩梦连连，心痛不已。我这样的体质，在孕期身心都一直饱受折磨，此刻唯一关心我、担忧我的却只有母亲。这个世上能全心全意为你付出和着想的也只有母亲了。也许我遗传了母亲这一点：总是为别人付出和着想，自己已经举步维艰、背负苦难，却还总是担忧、牵挂着家人和亲友。往往这种付出型的独立女性却很难遇到懂得付出和爱的成功男性。根据能量守恒定律，这就是命运。不是每个人都能有足够的担当和爱的能力，包括感恩的心。一想到这些，情绪就有些黯然。我们在对别人慈悲包容的同时，能否对自己本身也有足够的关注、尊重与爱惜呢？

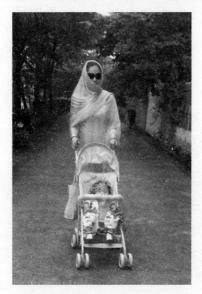

身着印度纱丽，带感冒初愈头戴埃及法老纱帽的阿童木散步

一天下来，断断续续的昏睡加上两碗稀饭和几杯盐开水，意识终于开始恢复，没有那么频繁地吐泻了，洗个温水浴，头痛亦缓解了，开始每天黄昏的江畔散步。身心灵状态在苏醒，精气神亦有所复原。休息了两天的眼睛没那么痛了，进入音乐疗法的研习中：听着班德瑞的钢琴曲，再度心平如镜。想起席慕蓉那句诗："生命原是不断的受伤和不断的复原，世界仍是一个温柔的等待我成熟的果园。"

是的，路还长，《圣经》上也说："凡事包容，凡事忍耐，凡事相信，凡事盼望。"对这个世界总是要心怀美好意愿，充满慈悲和超然，才能坚强地走下去。爱自己亦是每个人的功课。

6月23日　20：49　怀孕日记　第150天

沐浴在梵音佛乐中，沉寂的心田一点点滋润起来。依然守着床前那一盏白月光一样的银色壁灯，清冷落寞的情绪让这温暖清心的袅袅音乐慢慢淹没……终于，我打开了这本一直心生向往，小春倾注四年心血写就的奇书：《不负如来不负卿·蓝莲花》。

电视上曾有过关于小春和他《不负如来不负卿》三部曲的访谈。这三部玄幻小说，其实都是披着穿越言情外衣的历史书。虽然大部分读者喜欢的并非里面的历史和佛法，而是小说中创造出的真挚情感。但小春坦言：如果单纯就佛法写佛法，或直接写成鸠摩罗什、八思巴和仓央嘉措的传记小说，估计就没多少人看了。为了传递他心目中圣洁的理想信念与这份坚持，为了让更多人知道这些不为人知却在历史上为中国做出过贡献的人，小春选择了最通俗、最吸引人气的形式：带有穿越色彩的言情小说。只有先拥有读者群，才能高谈内涵信念之类更高一层的东西，否则一切都只能是他在象牙塔里自我陶醉而已。并且他通过通俗美妙的故事情节和每一章节后面相关注解的历史知识将他想要传递的思想潜移默化地传递出去了，让我由衷地欣赏他绝不亚于才华的智慧，并第一时间成为了这部新派别作品的忠实读者。

有点意思的是：小说的女主人公竟然是一只修行千年、灵性奇高的狐妖——蓝眼蓝毛的孤独蓝狐，并且展开的是一段神佛动容最美禁忌之恋：莲花高台上的佛与法，俗世凡尘间的情与爱。早慧圣僧与千年蓝狐的尘缘奇恋，让人叹惋……

又是一段神奇的心灵之旅，借着床头白花花的"月光"，伴着宝宝在腹中欢快地跳跃，走进这段红尘中的沧桑岁月，今夜不再寂寞……

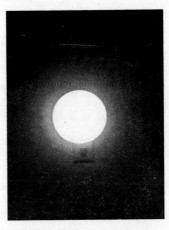

宜昌老家我床头的壁灯

6月28日　21：00　怀孕日记　第151天

　　这首行云流水般的曲子《云水禅心》，总让我想起月夜下的玉面书生：一袭白衣，长发飘飘，手握洞箫，剪水双瞳，凝神于月下树间，箫声袅袅，含情脉脉，欲诉相思之苦。而那窗前伫立的媚人儿，更是水样的清纯，淡淡的忧伤……

　　他们说忧郁气质的人听略带忧郁感的歌反倒是最自然的疗愈。就如同今日又实践了一次特色的中医音乐疗法：音乐能养生、治病，尤其是中国古典音乐，曲调温柔，音色平和，旋律优美动听，能使人忘却烦忧，开阔胸襟，身心康泰。北宋文学家欧阳修一度心情苦闷忧郁，经多方医治都不见好转，后来他向朋友学习抚弹古琴，一年光景后，竟完全改善。就连2000年前《黄帝内经》也提出了根据宫、商、角、徵、羽五声特性与五脏五行的关系来选择曲目进行疗愈的"五音疗疾"法。

　　近期数日倍感寂寞压抑，并伴有隐忧和焦虑，唯有念颂佛经时心住当下，其他时刻总有身心不适之感，明显感觉到自己的灵性能量在下降，总是空乏无助，无所适从。深知宝宝和我呼吸一体，感同身受，我可绝不能让这种不太喜悦、和谐的能量由母体植入到宝宝的身心。我必须回到从前那种平和感恩温暖幸福的状态。所以我选择了缓解压抑和忧伤的宫调式及商调式中外古典乐曲：《春江花月夜》《第三交响曲》《蓝色多瑙河》《江南丝竹》，当然还有我最喜欢的班德瑞钢琴曲《月光水岸》。果然在这流淌的清澈旋律里，我的心又像一只自由而快乐的鸟儿，在林间山涧栖息，感觉美妙而舒畅，相信宝宝此刻也很享受，安住在妈妈体内，尽情沐浴着这些高频能量音乐……

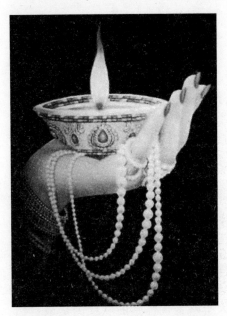

印度点灯仪式，代表祈求神明后的感恩与希望

可能在孕期，妈妈有些缺乏安全感吧，亲爱的宝宝。但是妈妈一定会慢慢挺过去，的确是有些累乏，伴随着胎盘的坠胀和隐痛，一切唯心造。有《金刚经》指引护持，还有慈悲的地藏菩萨保佑，我们母子一定会顺利健康地走下去，直到你平安出世。你就是妈妈的福星，我亲爱的"小活佛"，

就让我们在这美妙舒适的音乐中尽情滋养和放松吧……

 小 贴 士

五音疗疾

心理治疗对于疾病的治愈功效越来越得到人们的认可，而艺术疗法也是心理治疗的方式之一。在古典中医理论里，艺术疗法之一的五音疗疾备受推崇。五音即宫商角徵羽，它们对应着人的五脏。五音搭配，可以影响人的情绪，调节身心状态，从而疗愈疾病。

6月30日　21：11　怀孕日记　第153天

　　无意中看到电视上的一栏专访，是关于一个12岁的农村少年，父亲63岁那年才有了他，母亲则是个精神病患者。在他8岁那年，父亲已经71岁了，生活完全不能自理，只能躺在病床上聊度残生，于是照料一家人的生活重担就全部落在了他一个人身上。每天清晨他要走很远的山路去挑水，放学回来要徒步几小时的山路再做饭洗衣，忙完很晚了才能写作业。一晚上要起夜七八次照顾父亲，日复一日，艰辛地支撑照顾着这个母疯父病的家。

　　看着电视上这个过于早熟的孩子不停地抹眼泪，深深地体会到人与人之间命运的悬殊。相比之下我们真的幸福很多，即使如此不堪地悲惨生活，也没有让这个孩子艳羡渴望丰富惬意的物质生活，他的愿望和志向就是长大后能成为一名义工，更无私地去帮助别人。一个8岁的孩子要去承受远远超过他年龄和身心负荷的重担，这就是无从逃避的命运。有时候，我们只能坚持和忍耐，放下抱怨和绝望，凭借爱和信念走下去，如同这个孩子的人生一样。

感动之余，又在微信上获悉我那亲爱的神仙姐姐——一位隐居梧桐山的修行高人，在居士们的善款捐助下，继续发心创办了女学馆、女德班和蒙学馆，功德无量啊！在国学私塾领域研习十五年的大德，不求名利，至今未婚，修行发心，四

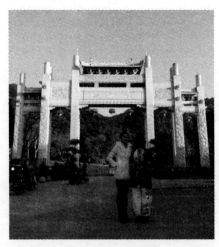

我和神仙姐姐在梧桐山

处公益讲学，推崇女德。如今倾注心血，创办龙华大浪中庸女子学校，继续选择这样一个清苦励志的行业，教育化人，让人感佩。

这让我再次深味芸芸众生之中，人与人之间的境界层次实在相差太远。在我心目中，辉煌的事业、绝世的容貌以及显赫的权势、幸福的家庭都无法让我钦羡仰慕，那不过是世俗的福报与物欲野心的产物，唯有神仙姐姐超凡脱俗的心境，度人育人行菩萨道，无欲无求的悯世情怀，才让我心生恭敬，无比赞叹！我敬爱的、慈悲的神仙姐姐：祝福您！

7月3日　21：27　怀孕日记　第158天

　　有朋友说，女人都是飞蛾，生性擅长扑火。曾经二十多岁的我似乎就是如此。不过后来明白：其实有一种女人是候鸟，无论如何都希望沿着一种静谧的轨迹安宁地飞翔。这种淡定的成熟也许就是今天的我——一个正在孕育新生命的知性女子。

　　这一段时间，没有那么频繁地记录日志了，确实是因为在灵性层面并未收到某些特殊的启示，身心状态亦比较脆弱甚至匮乏，没有太多充足阳光的正能量，所以不愿留下什么心迹。

　　昨夜，又是常态的失眠与不安，长夜漫漫，孤独和寂寞总是侵袭着我那颗潮湿的心。我发现孕期的自己变得特别没有安全感，除了读经时。这段在老家不出门的日子，经常会有些莫名无助的情绪。凌晨一点，楼下传来凄厉的哭嚎声，一直断断续续惨烈不已，差不多一个小时后又传来人群的脚步声和说话声，感觉好像是楼下哪家在处理丧事一般。这让我那颗敏感的心泛起了某种哀伤恐惧的负面情绪，感觉整个人都要被黑暗的夜色所淹没，那些负面的阴影与能量开始笼罩我，我的灵魂仿佛沉到了时间的河底：我那双天使的翅膀呢？我的快乐和喜悦呢？这是怎么了？

也许在这漫长的孕期里禅修，会有不同阶段的各种考验和潜意识里能量层的浮现：越往里走，负面能量与原始创痛越会开始外涌吧。情绪状态也会相应地起伏，就如同中医讲的排毒一样，潜伏的隐痛和症状全部表现出来，才会有真正身心的康复与疗愈。这未尝不是一件好事。我们的身体就是我们的庙宇，我们的头脑就是我们的宇宙，它总是给我们最真实、最直接的提醒与开示。

下周孕期就进入六个月了，下腹痛加胎坠，被大夫提醒要多卧床，防止胎盘早剥。不得已开始全天候静卧在家，什么都不做，练习佛家讲的"卧观"。这是上苍在给我最好的禅修机

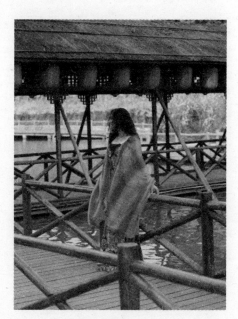

游玩途中留连沉思

会：无眼耳鼻舌身意，无色声相味触法，无意识的全然放空状态，清理休养身心，直至神志空灵。或许我的灵童宝宝生下之日，正是我这瑜伽行者真正开悟之时。在这修心过程中的任何状态，都是必然而正常的，不是吗？

今晨醒来后，释然很多，闭上眼睛，和我的宝宝在一起，一切依然平安圆满如初，用心感受佛菩萨的加持吧：南无阿弥陀佛。

7月5日　21：53　怀孕日记　第160天

每天都在心灵的困境中思索，昨夜暗自呼唤天父上帝：请求耶和华的智慧指引。我相信耶和华、佛陀以及我的指导灵一直都在我身边护持着我，并在我无助呼

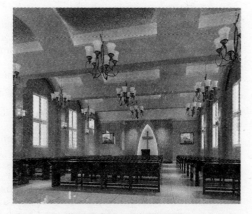

教堂唱歌班合照圣影

救时以梦境或种种不可思议的神奇感应来开示和点化我。今晨醒来我再一次接受了点化，豁然开朗，突破了长期的思维瓶颈，黑暗的阴霾终于不再掩埋灿烂的阳光。

沉浸在自由热情高频能量中的我，打开电视，又听到了一位中国男歌手用天籁之音演唱这首基督教圣歌《You Raise

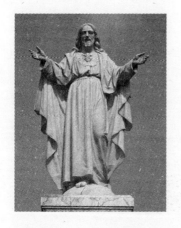

Me Up》，恰如我此刻的心境，一时热泪盈眶。在深深的感恩和鼓舞中，我看到了希望，我知道宝宝就是宇宙间所有这些高灵恩赐给我的"护法灵童"：他知道一切的答案，并给我生命的鼓舞与力量。

今天分享这首圣女合唱团演唱的圣乐，愿它鼓舞和照亮我们每个人的心灵——

When I am down and, oh my soul, so weary

When troubles come and my heart burdened be

Then, I am still and wait here in the silence

Until you come and sit a while with me

You raise me up, so I can stand on mountains

You raise me up, to walk on stormy seas

I am strong, when I am on your shoulders

You raise me up,   To more than I can be

There is no life , no life without its hunger

Each restless heart beats so imperfectly

But when you come and I am filled with wonder

Sometimes I think I glimpse eternity

You raise me up, so I can stand on mountains

You raise me up, to walk on stormy seas

I am strong, when I am on your shoulders

You raise me up，To more than I can be

歌词大意：

当我失落的时候，噢，我的灵魂，感到多么地疲倦；

当有困难时，我的心背负着重担，

然后，我会在寂静中等待，

直到你的到来，并与我小坐片刻。

你鼓舞了我，所以我能站在群山顶端；

你鼓舞了我，让我能走过狂风暴雨的海；

当我靠在你的肩上时，我是坚强的；

你鼓舞了我，让我能超越自己。

没有一个生命——没有生命是没有渴求的；

每个驿动的心能够跳动得那么地完美；

但是当你来临的时候，我充满了惊奇，

有时候，我觉得我看到了永远。

你鼓舞了我，所以我能站在群山顶端；

你鼓舞了我，让我能走过狂风暴雨的海；

当我靠在你的肩上时，我是坚强的；

你鼓舞了我，让我能超越自己。

7月7日　21：23　怀孕日记　第162天

　　前几日聚餐，听亲友说一位58岁的妇人在她的几个孩子相继离世后，竟又怀上了双胞胎并终于保住胎生了下来，这在我听来好似天方夜谭！她只有老迈的丈夫和微薄的收入，到现在还在打几份工没有退休！究竟是什么样的力量和意志支撑着她，在这样的年龄和如此艰难的生活环境下还能孕育生下一对双胞胎，并且还要面对抚养培育孩子成长的一系列问题，并要照顾贫困体衰的丈夫！苍天！她是如此渴望能拥有自己的孩子！这就是母亲！

　　连续几日下午又看了一部很生活化的电视剧：故事中的男主人公高富帅，极其成功，却有一个身患残疾极其严厉苛刻的母亲，他是由母亲一个人抚养长大。今天的剧情里，这位男主人公声泪俱下地跪在她母亲面前，对她说，他从小最害怕的就是被疏离、被关闭在屋子里，从没享受过父母亲人的温暖拥抱与呵护爱怜，只有严厉的管教与呵斥，只有必须成功的硬性培养，他不快乐不幸福，不知道什么叫家庭的温暖，什么叫爱，学不会柔软与放松，虽然他很成功，拥有名望和地位，但是他的人生却是个悲剧。

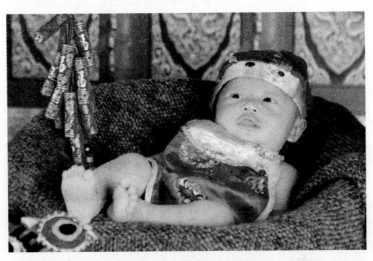

阿童木百日照之特色中国风

当我看到这里的时候，突然想起了我们书院一个孩子的母亲，也恍然理解了她的选择。也许孩子在严格规律的作息生活与集体环境里，在圣贤教育的熏陶下，会更独立、更坚强、更成熟更有担当，甚至更能成大器，这就是我们私塾界正在落地实践的精英教育。可是作为母亲，她其实真正希望的、想要的是孩子和她，以及和家庭的连接更亲密，是对孩子的温暖陪伴与更多的爱，是想让孩子拥有更多随心所欲的自由与快乐！

我们为人师者总是苛责现在的父母过于宠溺孩子，过于担忧和迁就孩子，但实际上我们并没有深切体会到那些家长，特别是童年或者人生不够快乐甚至有所缺失的母亲那颗慈悲而脆弱的心！我们作为国学老师，必然要对孩子的成长与未来负责，所以我们必须做到严格公平地对待每一个孩子，不纵容不迁就，这是我们师者爱的方式，但却不是一个母亲血脉相连独一无二的疼爱方式！因此家长和老师，在与孩子的沟通相处模式上，并没有真正的对与错，只是角度和出发点不同，可能取得的结果也完全不同。我今天才真正深切地理解了那个书院孩子的母亲。祝福她和她的孩子吧：愿她们幸福！

感触良久，又想起几年前自己创办酒窖时，对朋友们说过的一句心里话：将来我若有一宝宝，是男孩就叫作阿童木，可以拯救地球和人类，是女孩就叫作花仙子，是个来自外星球又美、又可爱，还会法术的小仙女，当然都是小名。如今种种迹象表明，肚子里的应该是花仙子了。我亲爱的小美女，妈妈爱你，妈妈终于体会到一颗母亲的心有多么的辛酸、坚强和不易，睡前还得读读经，给我的花仙子最好的祝福与加持！

7月9日　21：05　怀孕日记　第165天

　　花仙子，你在妈妈肚子里已经六个月了！今天去医院检查，又看到你含羞躬身的立体彩超影像：背对着我们，像闭关面壁一样翘着屁股，双腿似盘似弯，一只手抬起好似在做个什么手势。没办法，拍不到正面，只能拍个侧影，难怪妈妈肚子外形不尖不垂，圆圆的像个性感的小皮球，原来你习惯用小屁股对着我们，逗得很！

　　最有趣的是每天上午你都没多大动静，可能习惯睡懒觉，下午三点后就开始在妈妈肚子里一会儿练太极一会儿踢皮球，晚上动静更大，跟散打队员似的，经常活动筋骨兴奋到半夜十二点。若是妈妈外出聚会、聊天或听佛乐读经时，你就比较安静乖巧；若妈妈静躺不动或是没胃口吃得少把你饿着了，那就不得了，你在妈妈肚子里拳打脚踢，从晚上闹腾到清晨五六点。妈妈已经掌握了你的规律，妈妈的所言所思你全知道，并会做出相应的肢体语言来沟通表达，我们母女之间拥有着奇妙的感应。你是个比妈妈还要有个性和灵气的宝宝，不喜欢按常理出牌，古灵精怪，总给妈妈带来些小小的意外惊喜！

花仙子，将来有一天你会明白爸爸和妈妈之间的感情并不是浪漫绚丽，亦不是风花雪月，更不是别人眼中的"郎才女貌"和"才子佳人"，那些评价其实都是错觉，事实却是相濡以沫、风雨同舟、患难与共、不离不弃的亲情。这份亲情已经超越了男女私情和浪漫激情，而你正是这份亲情的产物，我

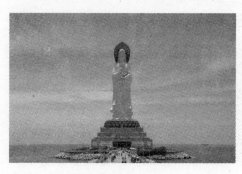

杨柳枝观音显灵图

可爱的小仙女。只是有时候你爸爸会有些不成熟和任性脆弱，妈妈必须像培养你一样培养他的信心，让他更加成熟、独立、坚强、勇敢，成为一个更有责任感的好父亲。爸爸的创业路走得格外艰辛，我们必须更好地支持和护佑他。人不怕走在黑暗里，就怕心里没有阳光。这阳光就是真正的爱和信念。而你也是妈妈最灿烂的阳光。我的宝贝，听着《心经》，好好休息滋养吧。

般若波罗蜜多心经

观自在菩萨，行深般若波罗蜜多时，照见五蕴皆空，度一切苦厄。舍利子，色不异空，空不异色，色即是空，空即是色，受想行识，亦复如是。舍利子，是诸法空相，不生不

灭，不垢不净，不增不减。是故空中无色，无受想行识，无眼耳鼻舌身意，无色声香味触法，无眼界，乃至无意识界。无无明，亦无无明尽，乃至无老死，亦无老死尽。无苦集灭道，无智亦无得。以无所得故，菩提萨埵，依般若波罗蜜多故，心无挂碍，无挂碍故，无有恐怖，远离颠倒梦想，究竟涅槃。三世诸佛，依般若波罗蜜多故，得阿耨多罗三藐三菩提。故知般若波罗蜜多，是大神咒，是大明咒，是无上咒，是无等等咒，能除一切苦，真实不虚。故说般若波罗蜜多咒，即说咒曰：揭谛揭谛，波罗揭谛，波罗僧揭谛，菩提萨婆诃。

检查影像

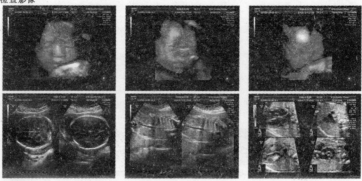

检查所见

宫内可见一胎儿及其附属物回声:胎头位于:耻骨联合上，颅骨光环完整。
双顶径68mm，头围253mm，脑中线居中，侧脑室对称。
上唇线连续性未见明显中断，双耳受遮挡显示不清。
脊柱呈双排串珠样排列，连续未见明显中断。
四腔心十字交叉存在，左室流出道:显示，右室流出道:显示。
胎心搏动规律，胎心率:150次/分。
腹围225mm，腹壁连续，胃泡，双肾，膀胱可见。脐血管:三根。
股骨长度49mm，四肢长骨可见，双手呈握拳状，双足可见。指、趾显示不清。
胎盘附着于子宫右后壁，厚度约33mm，成熟度I级。
羊水测值:最大深度47mm。

检查提示

宫内中孕，单胎存活，相当于孕27周+4天。
胎盘功能I级。
羊水适量。

孕7月胎儿B超图

怀孕7个月时，胎儿身长约35厘米，体重约1000克。耳朵与大脑的连通已经搭建完整，可以分辨出声音。当外界有声音刺激时，会用胎动表示自己的反应。虽然视网膜没有发育完全，但眼睛可以睁开，也可以感受到光线。

7月11日 21：31 怀孕日记 第167天

　　花仙子，这两天宜昌进入酷暑阶段，不过妈妈和外公外婆早就习惯了大热天不吹空调和电扇，身体的自我调节与适应能力其实也是最健康的养生之道，当然这也与我们自在的心性有关。所幸你爸爸也和妈妈一样崇尚自然，在家里从不开空调，电扇也很少用，否则我俩就会因这些生活习惯问题而无法相处了。现代人往往太依赖于外界环境，妈妈要把你从小就培养成一个修行人，就像喜马拉雅山山洞里一年四季闭关苦修的行者那样，境由心转，忍辱精进，无欲无求，谁让你出生在一个学佛修心、创办私塾的家庭里呢？

　　这几日又看到残疾人励志大师尼克的传记。他生下来就没有四肢，从小受尽歧视和嘲弄。正是自年少开始的多年磨炼，让他具备了异常坚韧的心智和丰富的阅历。这些精神上的素养完全弥补了肉体上的缺陷，帮助尼克超越了大多数健全的人，取得非凡的成就。他是我所知道的名人里最快乐最

7月13日 21：33 怀孕日记 第169天

　　我又想起那个梦了。这部名为《西敏镇》的电影让我想起一个月前的那个梦：是关于人生和宇宙真相的。

　　世界真的是个幻象，我们所有的身体不过是这一世寄居的一件真皮衣服，灵魂——也就是游离的意识体，其实就是安装在我们身体内的芯片，而这一切，乃至整个地球都不过是一个巨大的编程游戏，我们和万事万物的发展都只是按照程序在进行。包括转世轮回里新的角色扮演，也只是游戏晋级，一个又一个新的程序而已，甚至连我们的心智模式，也不过是程序的一部分，而所谓潜意识，不过就是我们体内芯片的储存记忆而已。

　　我认为，整个游戏的程序设计者，或者说控制这个地球程序的编程玩家，就是我们的造物主——上帝耶和华，他是地球的创造者和主宰。如果我们希望不在游戏中死亡或消失，就必须祈求祷告上帝才能顺利晋级，在游戏里拥有我们

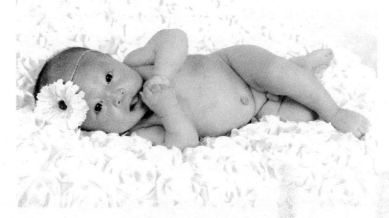

阿童木百日照之裸体花童写真

想要的物质梦想，而灵魂的主人却永远是他——耶和华，并且我们可能走不出这个永远轮回的游戏，一切都会永远按照他编制的程序走下去。

　　如果我们人类中的某部分灵魂有苏醒意愿想离开这个星球，或者说想了解这个程序方程式的密码重获自由，不再受这副身体皮囊所限，就还有一条路：通过佛陀的智慧指引不断灵修来突破自我，最终开悟摆脱程序，也就是找回原始灵魂的回归之旅。但前提是拥有这样修行意愿的灵魂本就不属于地球，它必须是来自于佛陀所在的外星球——莲花星座，佛陀所做的事情就是在接引和拯救这一部分因业力迷失而坠入地球的家族成员，也就是本属于莲花星座的星际流浪者们，而我亦是其中的一位。

　　这梦境的启示让我当时醒来如开悟一般，却一直当成诡异的秘密放在心里，直到今天看到这部电影，看到电影里讲到的灵魂计划和编程游戏，与我梦境里的某些部分竟有些不可思议的类似之处，只是我之前的梦更终极化，把整个宇宙以及上帝、佛陀还有星球与我们人类的关系揭示得更清晰和彻底，电影却只是停留在人类的层面。这让我与电影剧本的原著作者产生了一种奇妙的心灵连接，我隐约觉得他写这部电影，不过也只是个隐喻，也许他和我一样，是个超越一切宗教、来自于某个星球的星际流浪者。

其实这种奇妙的梦与灵异事件我不止一次遇到，特别是怀上花仙子以后，有过好几次不同景象和寓意的梦境。包括未来的我以穿越时空的方式来向现在的我揭示一些人生真相。甚至有一次，我梦见未来的我在一个纵横交错的立体循环轨道游乐场里告诉现在的我很多事情，而那个游乐场就是我们的人生：一直在轮回，结果就在前几天我无意中发现散步走错的地方竟然有一个和我梦境里一模一样的轨道游乐场，只不过已经荒废了，而我以前却从来没有来过和见过这个地方。

我的人生经历过很多奇怪的事情，我也一直认为自己能预知生命中许多突发事件，有朋友笑称我前世就是灵性导师，能与上天连接沟通，而我的确是生下来就信佛拜佛的，我的家族里却从没有任何信奉佛法、结下佛缘的人。我的家乡及家乡里的一切让我一直觉得那是我的前世，这次阔别十来年再次回到家乡养胎，一切恍然如梦，每天我都觉得很不真实，并总是伴随着隐隐的孤独与不安，在深圳甚至广州就完全没有这种感觉。

好像冥冥中我是回来寻找前世的记忆，而腹中的宝宝，亦好像需要这段记忆和经历。这种感觉是无法言喻的，写出来亦是需要勇气，更不知道是一种什么样的力量在驱使我要写下来，并且由于一些神秘复杂的心绪，我有些词不达意。亲爱的宝宝，你应该是来指引妈妈的高灵，你的灵性妈妈早已感觉到了，正如此刻我们心有灵犀。一切都是注定的因缘，皆有因果，你自然有你降临的缘由和使命。生命是神秘的！

好想念你的爸爸：那个宛如蜜蜂一样辛勤、单纯又有才气的男人，他身上的确有一些让人钦佩和欣赏的东西。让我们为他祈祷吧，我们三个在一起，一定会成为一个健康幸福的家庭。我爱你的爸爸，也爱你。

7月14日　21：39　怀孕日记　第173天

　　九年前接触印度的动态静心和神秘玫瑰课程，并开始阅读塔罗灵修与静心系列书籍，这位印度21世纪的佛陀就成为我心中神圣的古噜。神秘玫瑰静心的核心就是：如果人可以照料他与生俱来的种子，给它合适的土壤，给它合适的氛围和环境，向着这颗种子可以开始成长的正确道路移动，那么最终的成长就是以神秘玫瑰作为象征——你的本性绽放了，开出你所有真实而独特的花瓣，散发出生命美丽而神奇的芬芳。

　　然后在各种体验式静心课程里发现每一种静心的实质都是观照：不是放弃和逃避生活，而是放松生活，带着觉察，超然地看着正在发生的一切。我们必须完全接受和赞同生活，因为生活才是唯一的神。

　　接下来，从美国哈利·帕尔墨的阿梵达体系课程再到萨提亚的家庭治疗工作坊里，又深深地意识到：灵修生活不在别

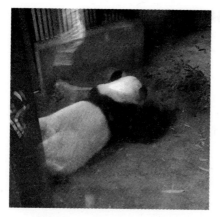

宜昌市儿童公园内大熊猫休息

的小浣熊，温柔娇媚的梅花鹿，蓄势待发的青花色大蟒蛇，还有恩爱同眠、亲吻缠绵的一对健硕东北虎……真是开了眼界！这么多年，第一次在动物园里找到了"归宿感"般的惊喜！

我怎么像突然转性了一样，一改往日冷漠成熟的稳健风格，像个兴奋的孩子，又叫又闹地和动物们打招呼，拍照！妈妈也受到感染，很开心很享受这个惊喜连连的旅程！难道是因为很少见到这些珍稀动物，还是受腹中宝宝影响，回到了童真时代？快乐指数真低，人只有在变得简单的时候才最容易满足和快乐。我是宇宙间一个可爱的孩子，这世界乐意照顾我，现在和永远。当然如今我这个不愿长大的顽童又成了个俄罗斯套娃，肚子里还有一个小号的，幸福！宜昌的变化真大！儿童公园除了游乐场，竟然还有国宝熊猫！不可思议！

我亲爱的花仙子，妈妈今天竟然鬼使神差地记录下如此无厘头的

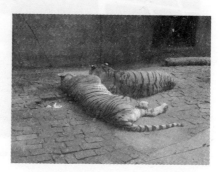

宜昌市儿童公园内东北虎睡眠

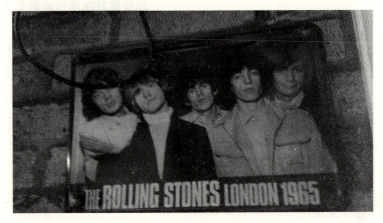

7890音乐清吧内墙上装饰

这种精神寄托可以是信仰、事业、爱好、家庭或孩子，如果这一切都完全没有，亦没有社交朋友圈，如同活在真空里，后果就有些可怕了，就好像今晚我看到的三堂妹一样。我看见三十多岁的她似梦游般穿越马路，一路眼神呆滞、沉默寡言。一个人长期在这种缺乏爱和交流的环境里，又不是闭关的修行者，更没有其他信仰及爱好，连工作都只是一天六小时机械重复的收银，业余生活一片空白，没有任何朋友，更不用谈家庭，不抑郁不痴呆才怪呢。

对比她，我不禁想起下午邂逅的那间7890音乐清吧和它的创办者——一对年轻的音乐人，还有那里的少男少女们，充满了青春气息、音乐梦想与创业激情，坐在里面感觉连空气里都满是幸福的味道。他们可是有圈子、有梦想、有寄托的人，活得那么阳光、明媚、勇敢而洒脱。所以人是圈子动物，亦需要精神寄托与追求，否则生命将是行尸走肉，不会快乐！

花仙子，你也是妈妈的精神寄托之一，要不然在这炎热的家乡，除了年迈父母的陪伴，天天要这样躺卧床畔，还真是寂寞难耐。虽说也是修行，毕竟亦有俗人的向往，常常看书上网，眼睛和身体也吃不消。多么渴望从前那些像背包族一样四处游走的日子，还有朋友间畅饮谈心的聚会……如今却要独自安身养胎，修心养性，并得忍受身体的诸多不适，经历漫长的考验。这几日倒是放下了经文和书籍，感受自己那颗蠢蠢欲动未离世俗的心。

　　一切都是体验，去面对，去经历，生活本就是无从逃避的真实道场。有丰富精彩的日子，有孤独无助的时刻，有艰险压力的岁月，亦有平淡无味的当下。还是要回归生活本身，一切无常，心性亦无常。《金刚经》亦如是云。

　　其实怎么活都是一场人生。心存慈悲，体谅每个人都是如此的不易，就能感知到生命的本质——爱的觉醒和连接。

开宜昌的这段日子里，却有许多不舍和愧疚，毕竟我是他唯一的至亲骨肉。我亦有些不安和难舍，但在他的固执面前，只能无语。看来人的命运真的是由他的性格决定的，看不透、活不明白、放不下，人生所有的烦恼、纠结、痛苦、业障都缘于此吧。

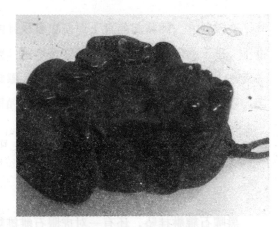

开光后的黑曜石貔貅挂坠

昨夜梦里都是这个神仙般玲珑剔透、灵气活现的貔貅，我现在只想为我身边的家人——父母、丈夫和肚里的孩子祈福，希望他们都能安康平顺、离苦得乐、消除业障。对于我自身，早已不再有担忧和烦恼，因为我的内心住进了神所赐的喜乐与平安。圣灵在我的魂识里做功，助人度人即是度己，无忧无怖，欢喜自在。

花仙子，妈妈已经习惯你的存在，你也吸收了太多灵性能量，更是无从担忧。越来越喜欢清淡素食，你和妈妈心性相通，什么都能适应和接受，考验也罢，磨难也罢，依然能在平凡简朴的世俗日子里拥有爱和信念，而不惧怕黑暗。因为我们的心里永远都有阳光。

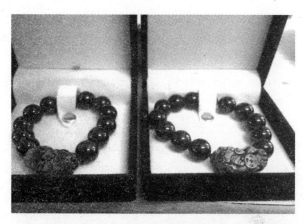

宜昌古佛禅寺开光后的一对黑曜石雌雄貔貅手链

孩子，妈妈一定会让你懂得：什么是人生中最宝贵的，什么是真正的坚强、独立和幸福。

告别的时候还是要用力一点，
多说一句可能就是最后一句，
多看一眼可能就是最后一眼。
——韩寒

8月3日 21：07 怀孕日记 第190天

满天的星星都在微笑，我却感觉不到它们的存在。难道现在的我真的只有一颗成熟平静的秋心，了无悲喜？

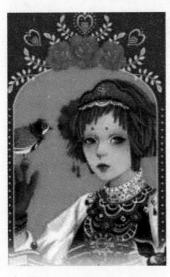

塔罗牌中的智慧小王子

突然觉得我的生命里只有亲情：对父母、对丈夫、对腹中宝宝的亲情与责任，对他们的担当和牵挂，却看不到太多友情，更无从感受浪漫神秘的爱情。

昨日七夕节，我却没有一点点幻想和期待，无论是面对电话那头的丈夫，还是以前曾经念念难忘的男友，都激不起自己任何绮丽多姿的回忆或心动感慨。也许现实生活，自身所承载的责任压力让我很难回到从前——那个浪漫小资、时尚任性、离不开爱情的天蝎座女孩。那些刻骨铭心，那些梦幻伤痛，那些风花雪月，完全消逝如尘埃，在我寂静的心湖里泛不起一丝涟漪，还真是波澜不惊的无风无雨。我，到底是怎么了？难道是因为肚子里的花仙子？

昨天又重读年少时很喜欢的经典童话《小王子》，一种久违的天真与纯情，湿润了我的双眸。爱情就是一种驯养，如同小王子和他星球上唯一的那朵玫瑰花。而地球上那片花园里的五千朵玫瑰，因为没有被驯养，虽然很美，但不幸福。包括那只狐狸，因为有了小王子的驯养，它也变成了独一无二、

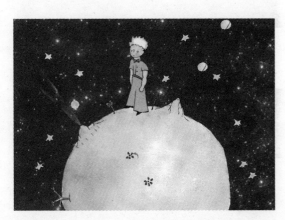

《小王子》插图：星球上的玫瑰

拥有回忆的幸福狐狸。对你驯养的一切负责吧。这正是一个关于爱和责任的故事。我们每个人心里都应该有一朵属于我们自己的、被我们驯养的玫瑰，独一无二。成人的世界里早已迷失，看不见星星，亦没有那株唯一的玫瑰，人们都活得盲目而忙碌，遗忘了生命里曾经有过的感动时刻与珍贵回忆。只有孩子们，他们一直在寻找星星、玫瑰和一切真正有

意义的东西，包括快乐自由，真实健康的自己。大人们对此是很难理解的。

也许小王子已经回到他的星球了，我却很想念他和他的那朵玫瑰花，而此刻，我只有我的花仙子，希望她能像小王子一样，出生以后，找到属于自己的那个星球，还有星球上的那朵玫瑰花。

8月12日　20：05　怀孕日记　第198天

　　孕期已经满七个月了！

　　上个周末舟车劳顿终于又回到广州，回到亲切的家和书院，身体却日益乏累了！现在上网写日记及久坐都比较吃力，腰椎因为以前的病根及孕期的压迫，起身坐卧都有些钻心的刺痛，左脚亦是酸麻得不能随意抬起或旋转，否则左腰神经又会牵扯着抽痛起来。手脚都有点微肿，浑身总是热气腾腾大汗淋漓，没有读经也很少看书，日记越发写得少了。只是每天照镜子欣赏自己坚硬如铅球一样紧绷绷的圆肚子，心态倒是不急不躁的平和。

　　生命在这一阶段是平静的观望与耐心的等待。看似漠然，实则淡定而随和。知道花仙子在我的护佑陪伴下拥有了完整的意识和生命，之前几个月的不安全感不复存在，生命永远都可以健康自信地成长，而代价则是必需的。所幸困扰纠缠了我六个多月的彻夜失眠终于开始好转，回到广州这几日，我进入平

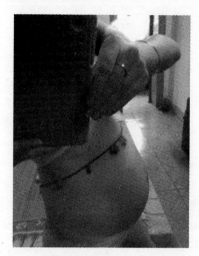

孕期7个月自拍，腰间是为阿童木祈祷的母子保胎护身符

静充足的睡眠期。

沉潜在生活里，收起我那对渴望自由飞翔的灵性翅膀，放下形而上的超凡心境，全然地俗常于当下每一刻，仅仅只是简单的存在，安守着腹中的小生命，此刻足矣！

而人总是活在欲望和恐惧中，这就是所谓的轮回吧。我们仍有许多功课要做，因为外在环境不会一直如我们所愿。要想看清人生的真相，往往需要看清内心的真相——一切都是潜意识的投射所致。

接纳自己和现状吧！我们最难以面对的现实，即我们与任何人的关系都是兄弟姊妹的一体关系，不管那人是谁。因此Forgiveness is Love乃真理：宽恕就是爱。

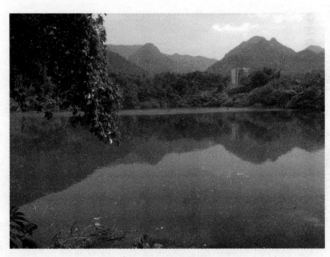

广州白水寨风景

8月26号　20：54　怀孕日记　第212天

　　不记得在哪里看过这样一句话："有限的心智无法涵盖天心。但是，天心却能涵容一切，如一只永远空着的杯子。那是我们终将抵达的福乐极境。"静谧的夜晚，窗外鱼池边流水潺潺，床畔国学机里正播放着一首悠扬的萨克斯风，仿佛让我瞥见了天心，真有置身福乐极境之感。

　　可刚刚沐浴休息前，我还在热汗淋漓的艰难散步中痛不欲生：身上如同绑着一颗高温炸弹，肚皮绷得似乎随时要炸开，双腿到两胯酸麻微肿，头痛腰乏，真是煎熬，行走坐卧都很难过，身体好似难以支撑一样。如果没有国学机里的潜能调息音乐与气韵双绝的经典颂吟，我恐怕又会掉入从前那片昏沉沉、头痛无助的身体沼泽中，整夜整夜地失眠……

　　只是，自从有了这台美妙可爱的机子相伴，我的内心就愈发能享受平淡从容的每一个当下了。我并不知道也不再关心下一刻将会发生什么，怎样都似乎心满意足，因为我已把

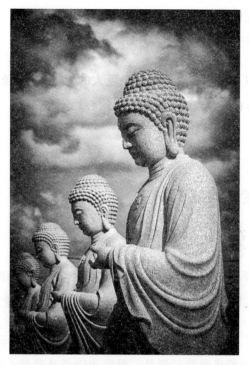

佛像

恐惧和批判置于身后。一切都没有问题。每个生命中起伏的
波动或挫折，似乎都是一种净化，并溶化了所有的执着，拂
去了一切批判和评价。

虽然身体辛苦，但是心情喜悦，且总想微笑，我的世界
里，一边是水深火热的肉体煎熬，一边是精神世界里的云淡
风轻。真是奇妙。

当然，不论我如何努力扩展自己的意识境界和人生界
限，仍然不断会遇到一些令人难以接受的人和事。最搞笑和
荒唐的是，生活经常把我们逼到自己的极限，然后就不管不

环境？我想这位母亲已有答案。

我越来越意识到：家长最大的功课就是学会正确的爱的方式，理解爱的真谛，无论是对孩子还是对家庭伴侣。看来等我产后修复，有必要在书院给家长们开设家庭关系能量和灵性家排亲子课程了！出

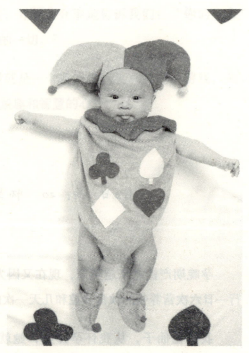

阿童木百日照之扑克小丑吐舌

书，讲课排课，女子身心灵幸福教育及国学教育推广，孩子们的情趣多元体验课程……明年我的身心灵工作室有太多事情要去筹备了！

目前只有好好休养待产，静住安心。

9月7日　20：57　怀孕日记　第224天

　　有时候自己都觉得惊讶：去年四五月份还在享受自由洒脱的单身生活，今年年初就步入了婚姻，十月就要迎来孩子的诞生。而这一切的际遇竟然来自心性转变后所改的新名字：则贤。

　　听着国学机里的胎教音乐，把我给乐得：长这么大没听过这么好玩有趣的歌曲，反复聆听，天天"子曰"，花仙子估计在我腹中都已得道成仙了。我的宝贝，妈妈其实一直都是个拥有阳光脸庞和活力身心的女侠。看见身边一些单身女友和单亲母亲，我总是由衷地关心和祝福她们。我自己是过了30岁才真正开始放慢脚步享受生活并且了解和喜爱自己的，且随着年龄的增长，感觉自己越来越年轻、纯净和美丽，越来越有气质、内涵和魅力，从不去美容院也不觉得自身有任何衰老的迹象。

　　在这五年里，心态愈加年轻，不再诚惶诚恐地期待爱得何谓孝道、感恩、珍惜的孩子，即使上了大学又能如何！

这就是应试体制教育下培养出来的孩子！即使家庭环境如此困难亦没有一点坚强成熟的品性，让人失望。对比我们书院的孩子，这些最小从两三岁就开始接受国学熏陶、经典教育和素质培养的儒童们，无论是心性素质、行为习惯、礼仪礼貌还是才艺修养、体格胆魄都远远超过体制内应试教育下的高中生甚至大学生们！

特别神圣的先师圣诞之日，自然有些关于教育方面的感悟。圣贤教育，看来真的要从小播种，将来才能成就一生的福田。所幸我的花仙子，出生于书院，成长于书院。感恩孔圣先师，原来所有无法言喻难以承受的孕期折磨与病痛，都是我们圣贤宝宝降临的铺垫与代价啊！

10月3日　21：18　怀孕日记　第251天

你若想深入了解某个人或某种情景，必须先与自己同在，与当下——眼前的情景同在。你若想活在当下，就不能自订行程，只要你对自己、对别人，或对外境怀有特定的期待，你便无法全神贯注于当下那一刻。你能够专注的深度如何，全赖你心灵开放的程度而定。它需要一颗完全不批判也不期待的心。

——《宽恕就是爱》

国庆节，也许是别人欢庆或休息的日子，却是我——一个即将面临生产的孕妇殊胜的劳动节：整整一天，除了午休外，洒扫庭除，清理死角，整理房间，步行购物，翻洗晾晒，把平素从来不做家务的我折腾得"不亦乐乎"，全身有说不出的舒坦。原来当你发心投入时，病痛劳累全都不值一提，即使是身心不适的临产孕妇，亦是很好的一种健康调理。

检查影像：

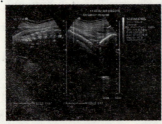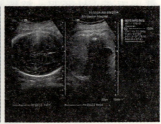

检查所见：
宫内可见一胎儿及其附属物回声：胎头位置：耻骨联合上，胎头颅骨光环完整。
双顶径90mm，脑中线居中，侧脑室对称。
脊柱呈双排串珠样排列，连续未见明显中断。
股骨长度68mm，腹围322mm，膀胱、胃泡，双肾可见.
胎心搏动规律，胎心率：143次/分。
可见胎动。
可见胎儿呼吸样运动。
可见肢体屈曲样运动。
羊水测值：左上10mm，左下22mm，右上31mm，右下45mm。
胎盘附着于子宫后壁，厚度约36mm，成熟度Ⅱ级。
脐带血流：Vmax:44.8cm/s,ED:21.6cm/s,PI:0.70,RI:0.52,S/D:2.07。
因胎位关系，胎儿心脏结构、部分肢体及颜面显示不清。

检查提示：
宫内晚孕，单胎存活，左枕前位。
胎盘功能Ⅱ级。
羊水适量，指数10.8。
脐血流未见明显异常。

孕10月胎儿B超图

孕10个月时，胎儿发育已经完成。身长约50厘米，体重约3000克。皮肤白色中略带粉红，体表有一层白色的胎脂。此时的成长更多的是在储备脂肪，也就是长肉。肺作为最后一个发育成熟的器官，将在孩子出生后建立起正常的呼吸模式。

10月8日　20：55　怀孕日记　第256天

　　伴随着居高不下的血糖指数和花仙子昼夜不停的胎动频率，我内心的镇定安静与外表的自在活力也成了产前最后这半个月的常态。聚焦于自己钟情一生的教育文化产业，心无旁骛，不再关注之前的那些商业旅游项目，每个人都应该找准自己的定位和志趣，持续专注，并且不忘初心，才能有所建树。作为一名探索身心灵领域的瑜伽行者，初心不乱，不为外界享乐物俗所迷，这才是修行的基本功。

　　找回自己的感觉真好：不飘、不易、不浮、不躁，读经都更有精神和定力。十一长假并没有向往羡慕世人可以自由地出行，而是在网上听法师开示《六祖坛经》，去华峰寺礼佛供斋。每天除了反复温习一本灵修书籍外，还开始习惯听颂研习四书五经的晚课——从《大学》和《中庸》的要义、思想、文法、章句、结构开始，认真地琢磨并反省自己，日日受益，能量充沛。连续三日，沉浸在《中庸》的章句中，越读越觉其深

图书在版编目(CIP)数据

中国版本图书馆CIP数据核字(2015)第□□□□号

女瑜伽行者的修学日记

作　　者　李　英（朋智）
责任编辑　雷　丹　研飞宇
特约编辑　吕晓娜

出版发行　世界图书出版西安有限公司
地　　址　西安市北大街□号
邮　　编　710003
电　　话　029-87233647（市场营销部）
　　　　　029-87214941（总编室）
网　　址　□□□-□□□□□.□□
经　　销　全国各地新华书店
印　　刷　长沙鸿发印务实业有限公司
成品尺寸　145mm×210mm　1/32
印　　张　□
字　　数　144千
版　　次　2015年10月第1版
印　　次　2015年10月第1次印刷
书　　号　ISBN 978-7-5192-0238-5
定　　价　36.00元